Le système surfactant du poumon

Konrad Morgenroth

Editeur de la version française: André Batzenschlager

Le système surfactant du poumon

Bases morphologiques et signification clinique

Traduit de l'allemand par
Marie Pierrette Chenard-Neu

Dessins de Gerhard Pucher

W DE G

Walter de Gruyter
Berlin · New York 1988

Prof. Dr. med. Konrad Morgenroth
Ruhr-Universität Bochum
Institut für Pathologie
Universitätsstraße 150
D-4630 Bochum-Querenburg

Prof. Dr. André Batzenschlager
Mme Marie Pierrette Chenard-Neu
Service d'anatomie pathologique générale
Hôpital de Hautepierre
CHU de Strasbourg
Avenue Molière
F-67098 Strasbourg Cedex

Réalisation de la couverture: Rudolf Hübler, Berlin.
Impression: Appl, Wemding.
Reliure: Lüderitz & Bauer, Berlin.

Préface

Les études cliniques et expérimentales des dernières années ont démontré l'importance du système sécrétoire des alvéoles pulmonaires. Elles ont établi que ce système est indispensable à la ventilation pulmonaire, l'une des grandes fonctions vitales de l'organisme. Les perturbations de ce système jouent un rôle dans la pathogénèse de différentes maladies pulmonaires et doivent donc être prises en compte dans le développement des concepts thérapeutiques. La connaissance du fonctionnement de ce système et de ses perturbations peut sensiblement contribuer à la compréhension des maladies pulmonaires correspondantes.

L'objectif du présent ouvrage est d'exposer l'action de ce système d'après des bases morphologiques et de souligner son importance clinique. Des photographies de microscopie photonique et électronique permettront une approche visuelle du fonctionnement de ce système.

Les prises de vue originelles sont complétées par les dessins en trois dimensions de Gerhard Pucher qui restituent sous l'angle fonctionnel un grand nombre de données morphologiques.

Je remercie de tout cœur Monsieur Pucher pour ses dessins, réalisés avec un grand souci du détail et une bonne compréhension de l'exposé didactique, ainsi que pour sa longue et fructueuse collaboration.

Je suis reconnaissant aux Editions de Gruyter de la présentation remarquable qui confère un caractère tout particulier à cet ouvrage.

K. Morgenroth Bochum, juin 1986

Table des matières

1. Introduction

Depuis les études physiologiques de von Neergard (1929) on sait que des substances actives de surface sont indispensables au bon déroulement de la ventilation pulmonaire. Ces substances garantissent un collapsus alvéolaire limité lors de la phase expiratoire et une expansion correcte des alvéoles au cours de l'inspiration. Les observations cliniques systématiques à grande échelle et les expérimentations animales des dernières années ont démontré l'importance de ce système sécrétoire alvéolaire en clinique (Farrell 1982, van Golde 1984). Il est apparu que les substances produites dans l'alvéole exercent, outre les effets physiques dans la ventilation pulmonaire découverts par von Neergard, une fonction importante dans les mécanismes de défense alvéolaire et bronchique. En raison des incessantes modifications des conditions environnementales, cette constatation a suscité un intérêt tout particulier.

Les recherches de Gil et Weibel (1970) concernant les agents actifs de surface ont permis de corréler les connaissances physiopathologiques et biochimiques à un substrat morphologique, contribuant ainsi à une meilleure compréhension du rôle de ces substances. Certaines constatations biochimiques et physiopathologiques (Warembourg et al. 1968, Reifenrath 1980) laissent penser que les substances élaborées dans l'aire alvéolaire jouent également un rôle important dans le système bronchique. La capacité réactionnelle de ce système est d'autant plus importante que toutes les structures de l'arbre respiratoire, tant bronchiques qu'alvéolaires, sont sans cesse exposées aux influences des multiples facteurs exogènes transportés dans l'air.

Le substrat morphologique de ces agents actifs de surface, encore appelé «surfactant» (de surface active agent), constitue la clé de voûte de cet ouvrage. La morphologie de ce système sera décrite dans les conditions normales et ses variations rapportées au cours des états pathologiques.

2. Structure du système alvéolaire (Figures 1 à 4)

Le poumon possède une structure relativement simple qui permet sa subdivision en système de conduction aérique et en système alvéolaire. La surface totale des alvéoles pulmonaires est environ de 80 m2 en phase expiratoire et de 120 m2 lors de l'inspiration. C'est la plus grande surface de l'organisme qui est directement en contact avec le monde extérieur. Les alvéoles sont tapissés par une couche continue de cellules épithéliales. D'après des critères de différenciation cytoplasmique, on distingue deux types de cellules épithéliales: les pneumocytes I et les pneumocytes II.

Fig. 1:
Structure du système alvéolaire pulmonaire. Vue à travers un canal alvéolaire dans les cavités alvéolaires adjacentes. Les lumières alvéolaires sont bordées par un épithélium plat.
Microscopie électronique à balayage.
Gr.: × 350.

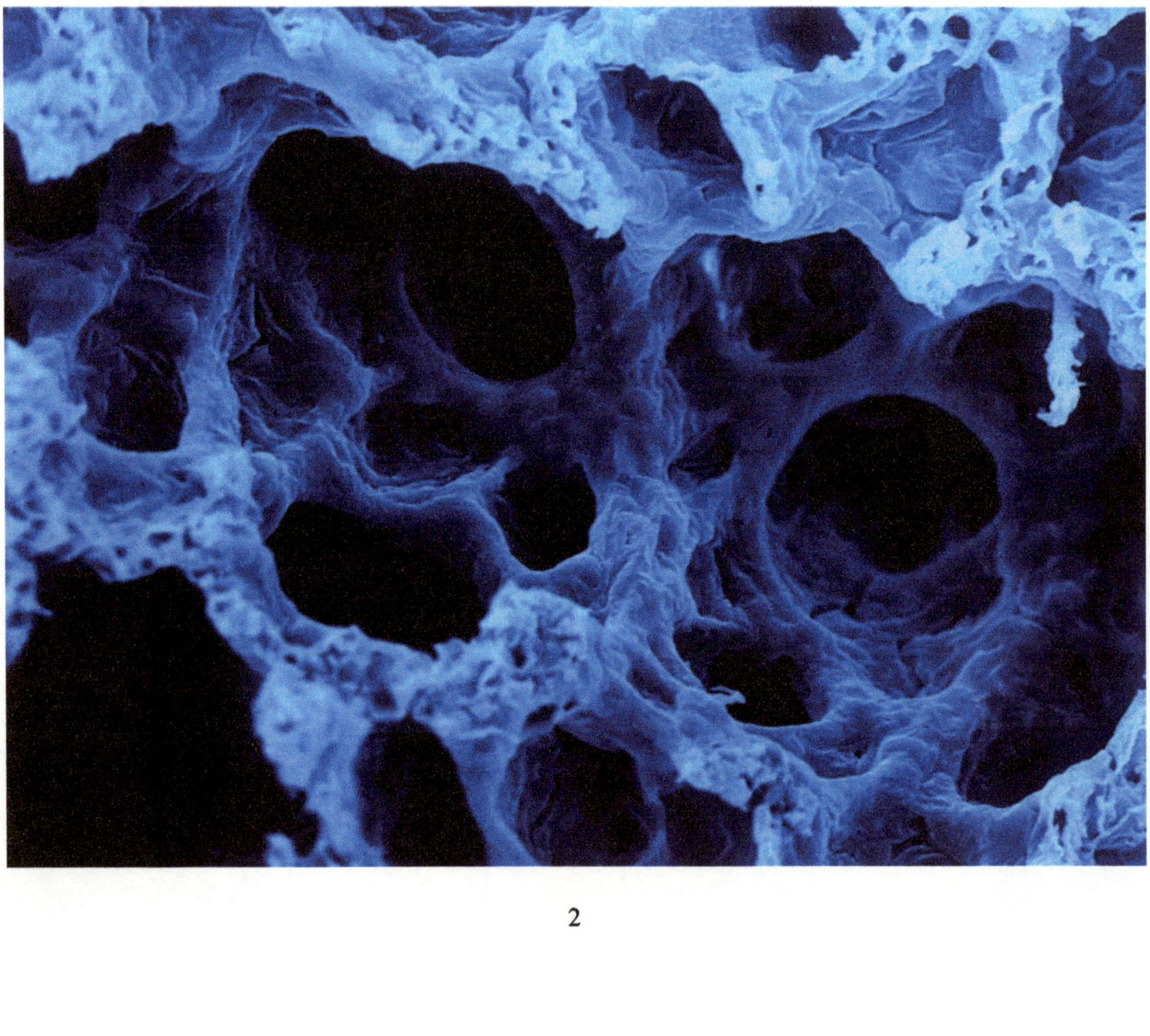

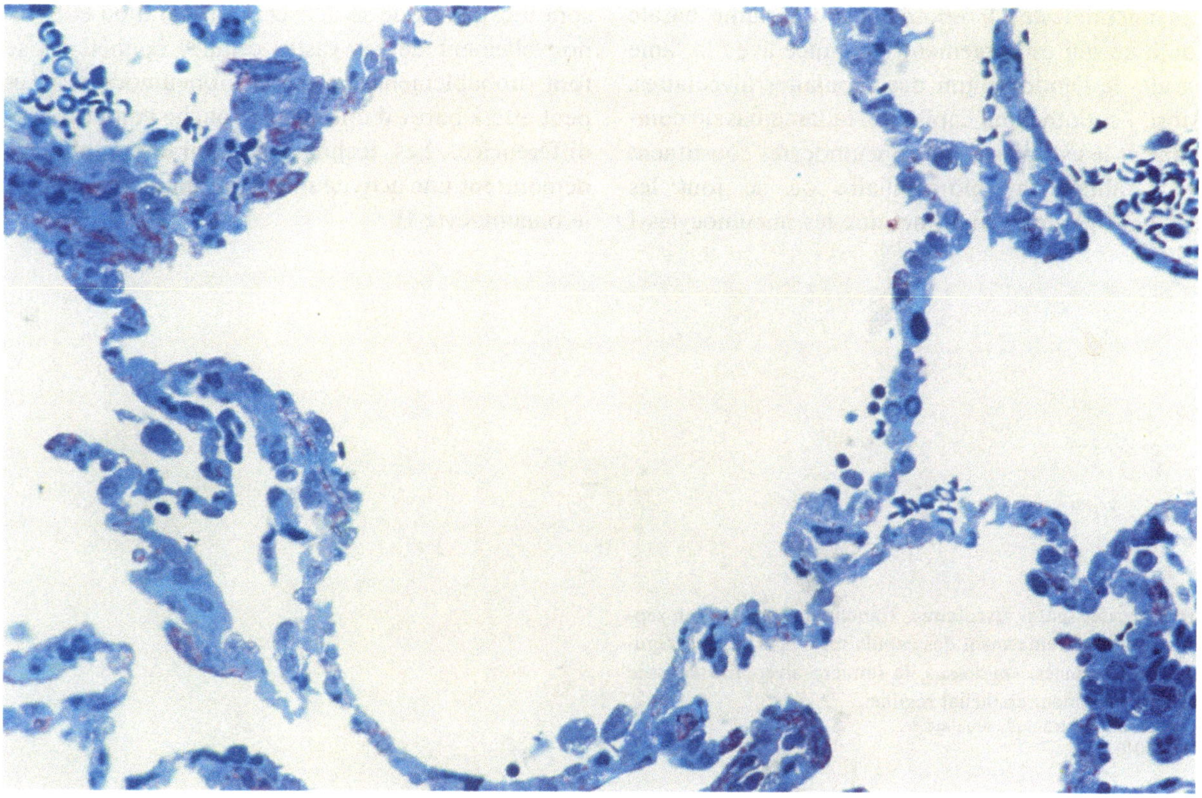

Fig. 2:
Structure des alvéoles en microscopie photonique. Dans les minces septas alvéolaires, des capillaires en rang serré renferment des érythrocytes (colorés en bleu). Les cavités alvéolaires sont tapissées par une couche régulière de cellules épithéliales plates.
Coupe semi-fine.
Coloration: fuchsine basique et bleu de méthylène.
Gr.: x 620.

2.1. Les pneumocytes I

Les pneumocytes I recouvrent à peu près 95% de la surface totale de l'alvéole. Leur diamètre est d'environ 50 µm et leur surface de 2300 µm2. Ces cellules, pauvres en organites, sont caractérisées par leur voile cytoplasmique mince et étendu, de 0,1 à 0,2 µm d'épaisseur, ne renfermant que peu de réticulum endoplasmique, quelques lysosomes, de rares mitochondries et un appareil de Golgi, mais un grand nombre de vésicules de pinocytose. Leur noyau ovale est le plus souvent en position centrale. Les voiles cytoplasmiques aplatis de cellules voisines se chevauchent sur une surface plus ou moins importante et glissent vraisemblablement les uns par rapport aux autres lors des mouvements respiratoires. Ces cellules, unies entre elles par des jonctions étanches serrées (tight-junctions), enchassent les pneumocytes II dans leurs voiles cytoplasmiques.

Les pneumocytes I reposent sur une lame basale continue qui est largement fusionnée avec la lame basale de l'endothélium des capillaires alvéolaires. Ainsi, l'endothélium capillaire, la lame basale commune et le cytoplasme des pneumocytes constituent la membrane alvéolo-capillaire où se font les échanges gazeux. On admet que les pneumocytes I sont incapables de se diviser. La réparation et le renouvellement de ces vastes cellules épithéliales se font probablement à partir des pneumocytes II et peut-être à partir d'une cellule souche commune indifférenciée. Les techniques autoradiographiques démontrent une activité mitotique uniquement dans le pneumocyte II.

Fig. 3:
Structure des septas alvéolaires. Tranche de section d'un septum alvéolaire renfermant des capillaires d'égal calibre, régulièrement agencés. Au-dessus, la lumière alvéolaire tapissée par un revêtement épithélial régulier.
Microscopie électronique à balayage.
Gr.: × 1040

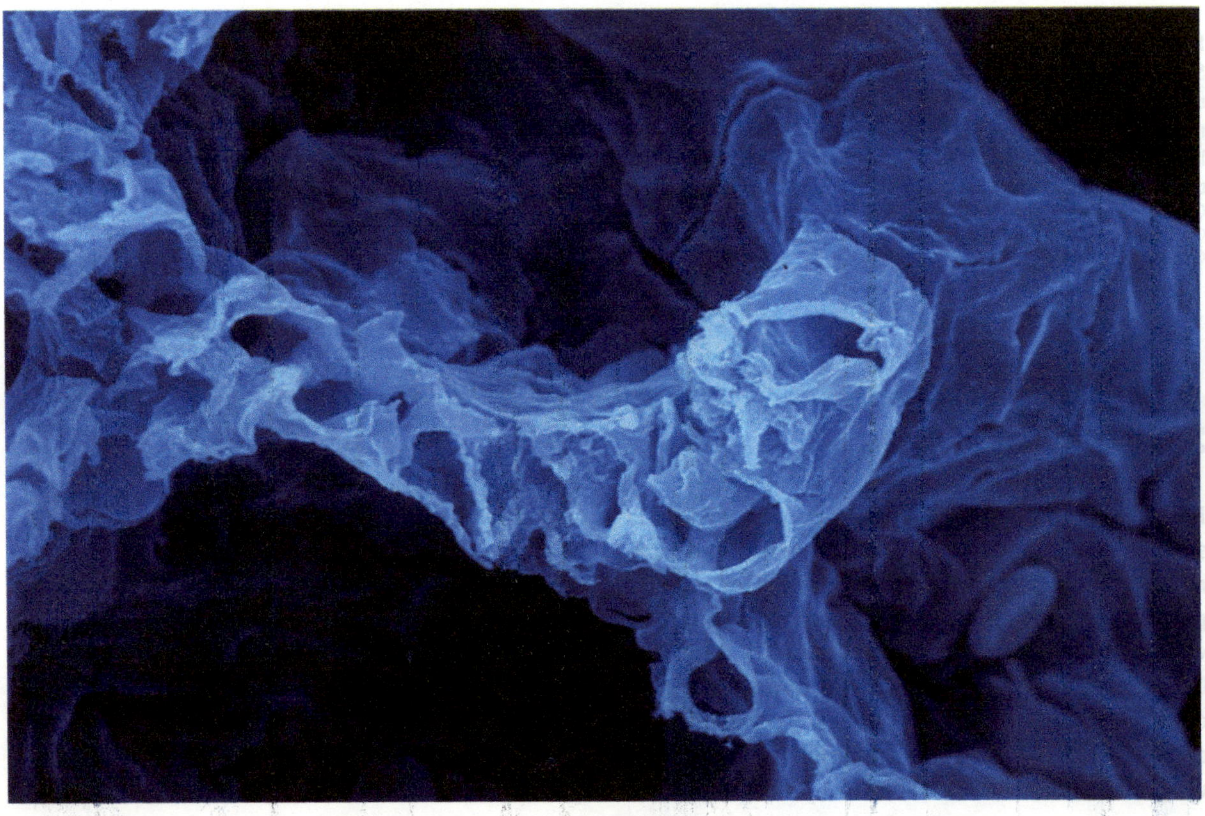

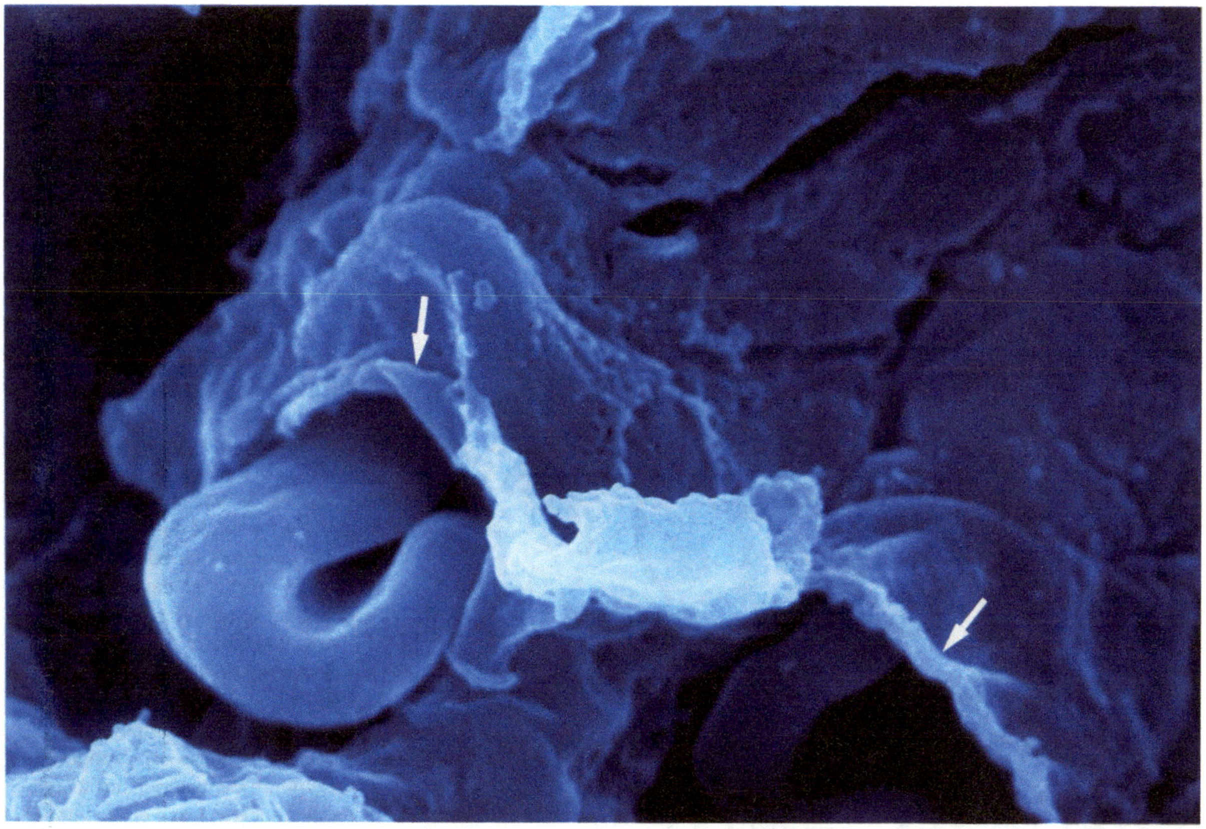

Fig. 4:
Structure de la paroi alvéolaire. Le plan de coupe intéresse deux capillaires alvéolaires contenant des érythrocytes. La paroi de l'alvéole (flèches) est constituée par l'épithélium alvéolaire et par l'endothélium capillaire.
Microscopie électronique à balayage.
Gr.: × 6000

2.2. Les pneumocytes II (figures 5 à 11)

Les pneumocytes II ont une forme cubique et un diamètre d'environ 9 µm. Ils sont disposés isolément ou plus rarement par petits groupes de deux ou trois cellules dans le revêtement alvéolaire. Leur surface libre est hérissée de microvillosités de 0,1 µm de large et leur cytoplasme est plus riche en organites que celui des pneumocytes I. A côté d'un réticulum endoplasmique granulaire bien développé ils renferment des ribosomes libres, des mitochondries, des lysosomes, des corps multivésiculaires et un appareil de Golgi volumineux. Le noyau central possède un nucléole proéminent. Le pneumocyte II repose par une large base d'implantation sur la lame basale. La cellule, véritablement enchassée dans les voiles cytoplasmiques des pneumocytes I ne dépasse que de très peu le niveau de la surface épithéliale.

Le pneumocyte II se caractérise par la présence de corps lamellaires de 0,2 à 2 µm de diamètre, occupant 18 à 24% de son cytoplasme. Ces corps lamellaires représentent le substrat de l'activité sécrétoire de ces cellules et sont assimilés aux substances ac-

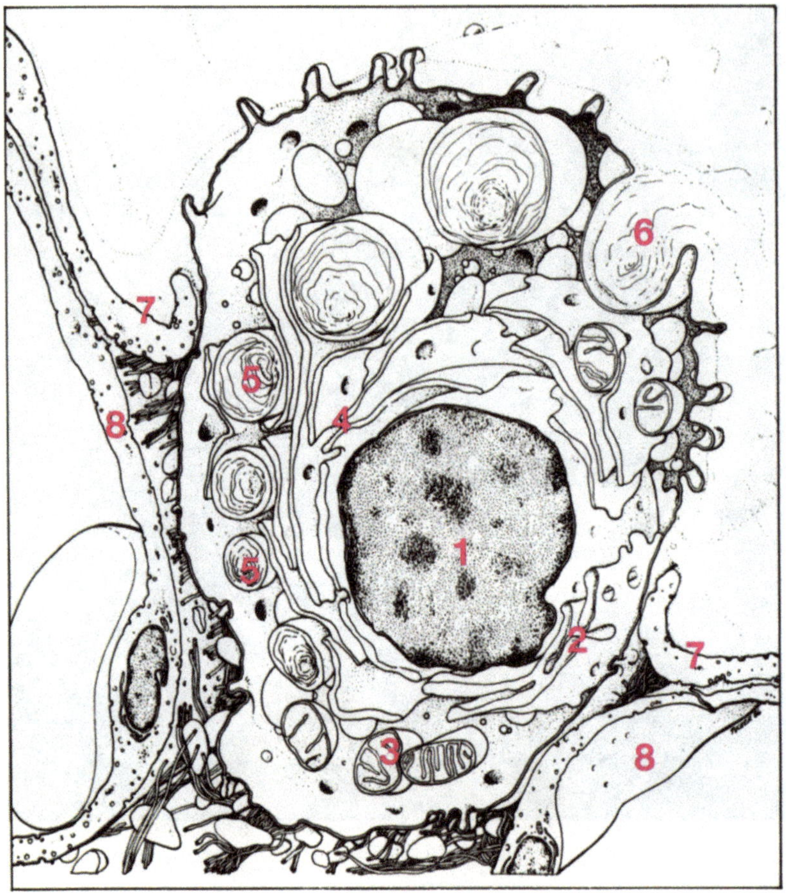

Fig. 5:
Biosynthèse du surfactant dans le pneumocyte II. Reproduction tridimensionnelle.
D'après les études autoradiographiques, les précurseurs du surfactant sont amenés aux cellules épithéliales par l'intermédiaire du système vasculaire et diffusion à travers l'endothélium capillaire. Après un passage par le complexe golgien, la synthèse a lieu, par étapes successives, dans le réticulum endoplasmique du pneumocyte II. Le contenu des ainsi nommés corps lamellaires osmiophiles est excrété dans la lumière alvéolaire sur le mode mérocrine.
1 = noyau cellulaire
2 = complexe de Golgi
3 = mitochondries
4 = réticulum endoplasmique
5 = corps lamellaires osmiophiles
6 = excrétion de matériel surfactant
7 = pneumocytes I de l'épithélium alvéolaire
8 = endothélium capillaire

tives de surface fabriquées dans leur cytoplasme. Les corps lamellaires vus en microscopie électronique et la structure du surfactant alvéolaire montrent des similitudes avec la dispersion de corps phospholipidiques ou phospholipoprotéïques en phase aqueuse. Les corps lamellaires proviennent vraisemblablement de corps multivésiculaires lesquels renferment des enzymes analogues aux enzymes lysosomiales. Les corps multivésiculaires, en rapport étroit avec les citernes du réticulum endoplasmique, représentent probablement une étape préliminaire dans la formation des corps lamellaires. Les corps multivésiculaires, formés dans l'appareil de Golgi, sont entourés d'une membrane de 90 Å d'épaisseur et contiennent des vésicules munies d'une membrane propre. Le pneumocyte II fonctionne sur le mode mérocrine en libérant directement le contenu des corps lamellaires dans la cavité alvéolaire. Les corps lamellaires isolés se rapprochent de la membrane cytoplasmique et s'accolent à sa face interne. Alors, se forme une brèche membranaire par laquelle le contenu des corps lamellaires est déversé à la surface des cellules.

2.3. L'interstice

La structure tissulaire mince qui sépare les espaces alvéolaires est essentiellement constituée par des capillaires sanguins disposés en mailles autour des alvéoles. Les cellules endothéliales sont plates, avec un léger renflement endoluminal contenant le noyau et les organites cellulaires. Elles possèdent

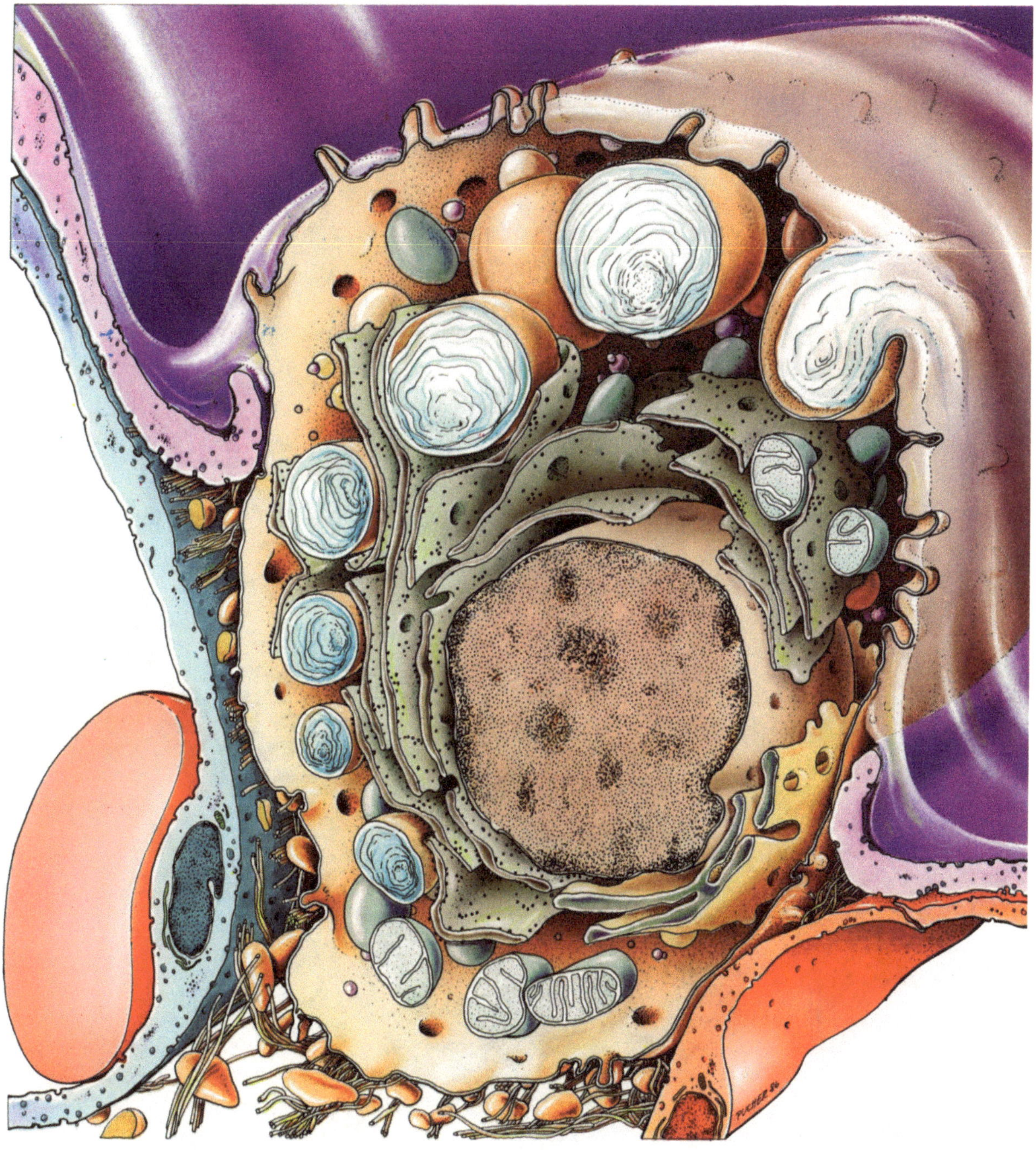

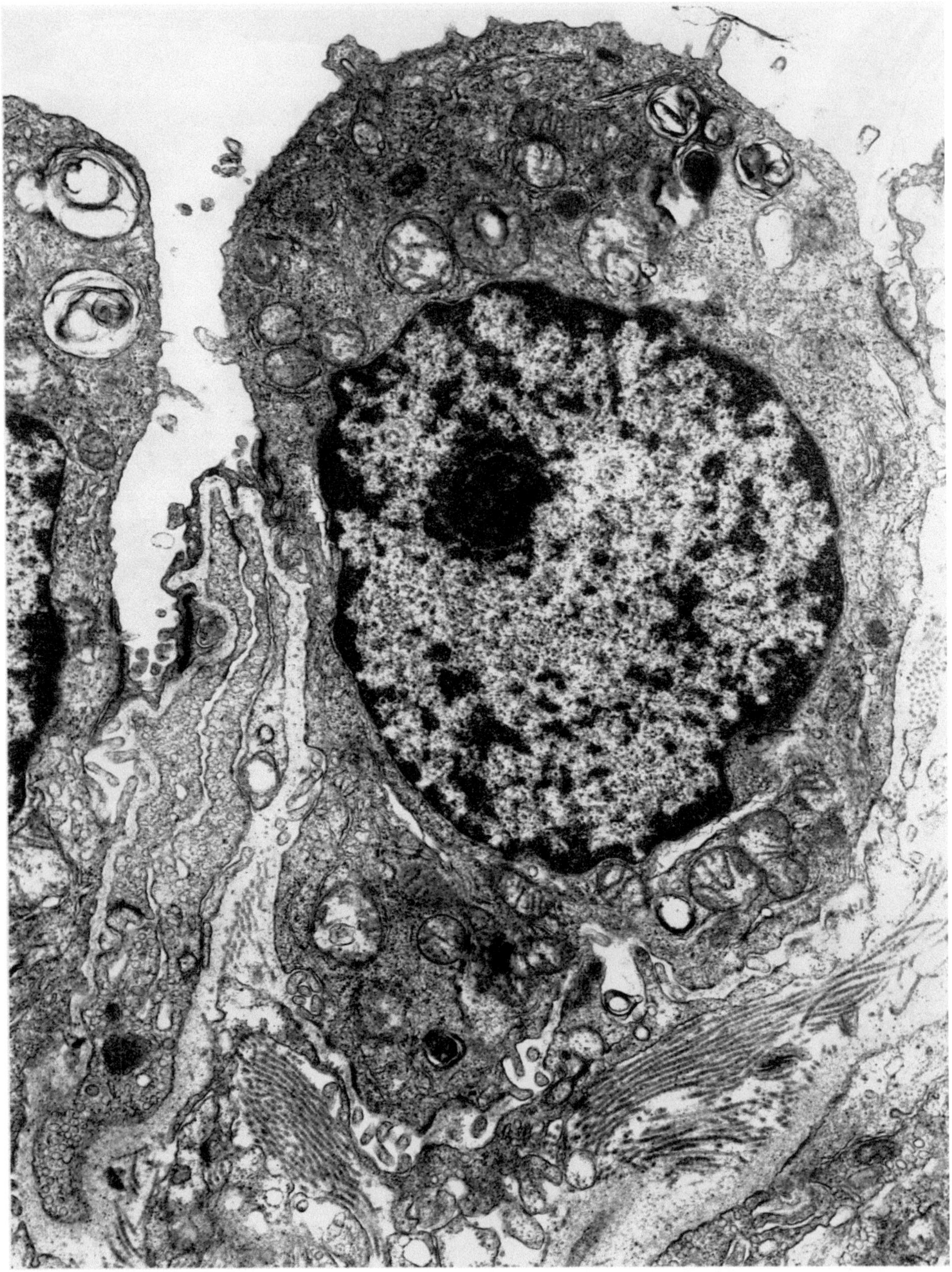

8

de minces prolongements cytoplasmiques qui tapissent de façon continue la paroi du capillaire. Les prolongements de cellules endothéliales voisines se chevauchent et au niveau des zones de contact le cytoplasme est épaissi par un fin feutrage fibrillaire. Les cellules endothéliales renferment des vésicules de pinocytose irrégulièrement réparties.

L'endothélium repose sur une membrane basale. Celle-ci fusionne avec la membrane basale de l'épithélium alvéolaire là où elle lui est immédiatement contiguë. Dans cette zone, il n'existe qu'une lame basale unique entre le revêtement alvéolaire et l'endothélium capillaire. Les fibrocytes et les fibres collagènes délicates qui entourent les capillaires forment la trame de soutien du système alvéolaire. Les quelques lymphocytes et histiocytes épars sont considérés comme des cellules de réserve rapidement disponibles en cas de réaction immunitaire locale. De rares terminaisons nerveuses ont été mises en évidence dans l'interstice.

◁ Fig. 6:
Structure des pneumocytes II. Les cellules alvéolaires cubiques contiennent un noyau central et des mitochondries d'agencement plus ou moins dense. Leur pôle apical est hérissé de microvillosités irrégulières. Les pneumocytes II sont enchassés dans les voiles cytoplasmiques des pneumocytes I.
Microscopie électronique par transmission.
Gr.: × 19000.

Fig. 7:
Structure de la surface de l'épithélium alvéolaire. Au centre, un pneumocyte II est situé dans une niche. Son pôle apical est hérissé de microvillosités irrégulières.
Microscopie électronique à balayage.
Gr.: × 5000.

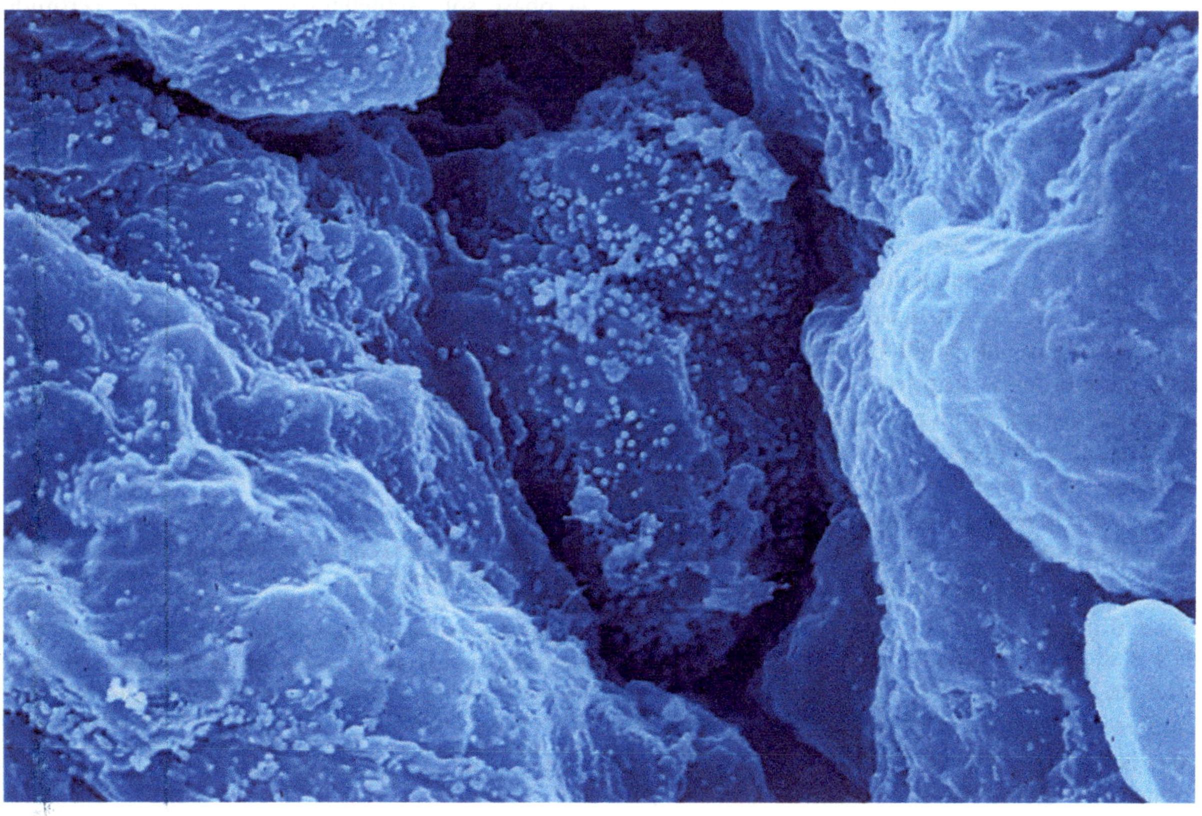

3. Biosynthèse du surfactant (Figure 5)

Les examens autoradiographiques laissent supposer que les précurseurs du surfactant sont amenés aux pneumocytes II par l'intermédiaire des capillaires sanguins. L'acide palmitique et la choline marqués, administrés par voie intraveineuse, apparaissent après quelques minutes dans le réticulum endoplasmique et dans le complexe golgien du pneumocyte II. En plus du stockage, il existe probablement une synthèse continue dans les corps lamellaires, dont témoigne l'augmentation de taille des lamelles périodiques. La biosynthèse des substances actives de surface a été étudiée sur du matériel de lavage broncho-alvéolaire. D'autre part, des pneumocytes II ont été isolés, ce qui a permis l'observation in vitro du déroulement de la biosynthèse (van Golde 1985).

Le surfactant n'est pas une substance chimiquement pure, mais un mélange (une émulsion) de lipides, notamment de phospholipides, de protéines et d'hydrates de carbone. La fraction lipidique représente environ 90% et les protéines 10% de la quantité totale.

La lécithine entre pour 65% dans la constitution des lipides pulmonaires (phosphatidylcholine). Le cholestérol et le phosphatidylglycérol représentent 10% du surfactant. Parmi les lécithines, l'élément actif essentiel est la dipalmitoyl-lécithine qui constitue 50% de la fraction lipidique totale du surfactant. Par sa structure bipolaire cette substance possède d'importantes propriétés tensioactives de surface. Les ions ammoniums quaternaires du groupement choline hydrophile plongent dans la phase aqueuse de la surface alvéolaire tandis que les chaînes d'acides gras C 18 hydrophobes en position d du glycéride font saillie dans la lumière alvéolaire. Du fait de la grande richesse en lécithine de la fraction phospholipidique, le surfactant est en mesure d'adopter des états divers de regroupement. En effet, la composition chimique de la lécithine lui confère des capacités inhabituelles de combinaisons sous la forme de gel, de cristaux liquides, de films mono- ou oligomoléculaires, de micelles et de liposomes. Cependant, si les lipides constituent la fraction dominante du surfactant, la composante protéique n'en joue pas moins un rôle fonctionnel particulier.

L'existence d'une fraction protéique a été longtemps controversée. Actuellement, il est prouvé que les protéines sont absolument indispensables au bon fonctionnement du système surfactant. Trois protéines entrent dans sa composition: une albumine de PM 69000 ainsi que deux protéines ayant des PM de 35000 et 10000. Cette dernière protéine est vraisemblablement un produit de dégradation du constituant de 35000. La présence d'hydrates de carbone a été démontrée grâce à la microscopie électronique et par des méthodes biochimiques.

La fraction protéique exerce vraisemblablement une influence sur l'état d'agrégation des phospholipides qui varie continuellement entre la phase gel et la phase sol. Actuellement, on sait avec certitude que ces protéines ne sont ni des sérumalbumines ni des gammaglobulines.

La quantité totale de surfactant dans le poumon est très faible. 3% environ de la barrière air-sang sont composés de surfactant, en une couche de 500 Å d'épaisseur. Il y a près de 50 mm3 de surfactant par m2 de surface alvéolaire.

Fig. 8:
Constitution des corps lamellaires osmiophiles dans les pneumocytes II. Chaque grain est entouré d'une membrane élémentaire. A l'intérieur, une accumulation en strates lamellaires plus ou moins denses de membranes osmiophiles (flèches). Entre les corps lamellaires osmiophiles, présence de réticulum endoplasmique granuleux. A côté, quelques mitochondries, dont les crêtes sont disposées régulièrement au sein de la matrice. ▷
Microscopie électronique par transmission.
Gr.: × 35000.

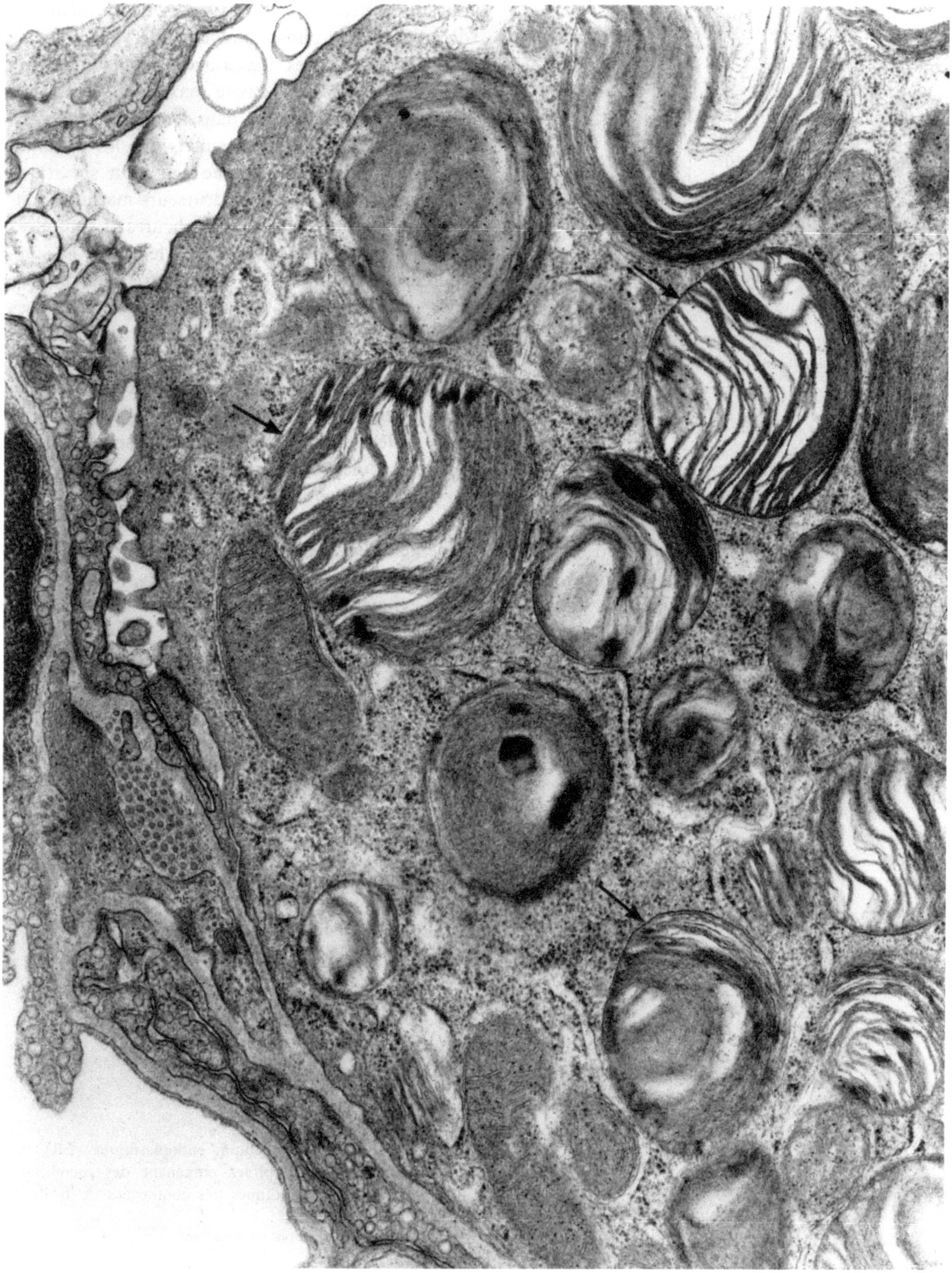

Surfactant	
Lipides environ	90%
Lécithine	65%
Cholestérol	10%
Phosphatidylglycérol	10%
Hydrates de carbone	
Protéines 10%	

Tableau 1

La réutilisation de surfactant éliminé paraît être un élément important dans le métabolisme de la fraction phospholipidique du surfactant. La preuve qu'une telle réutilisation existe découle des mesures de l'activité spécifique après injection intraveineuse de précurseurs radioactifs du surfactant. Après application intratrachéale d'aérosols de surfactant et de dipalmitoyl-phosphatidylcholine on constate une répartition très inhomogène de leur activité dans les alvéoles. L'activité maximale se retrouve au bout de deux heures dans les pneumocytes II. On peut déduire de ces résultats que les pneumocytes II sont capables d'une captation spécifique des phospholipides. Les précurseurs marqués quittent le poumon au bout de 4,3 heures et sont alors essentiellement retrouvés dans le rein. Les recherches expérimentales ont montré que près de 85% des précurseurs du surfactant sont réutilisés après recyclage, de telle sorte que seule une fraction minime devra être néosynthétisée. Le déroulement précis de ce processus de recyclage n'est pas connu. Pour certains auteurs les molécules phospholipidiques isolées seraient directement prises en charge par les cellules. La résorption et l'élimination n'interviendraient que pour les constituants ne participant pas au processus de recyclage. Il est possible cependant que seuls des constituants très précis tels les phospholipides soient réabsorbés, les autres devant être synthétisés de novo (Jobe et Jacobs 1984).

Fig. 9:
Entre les citernes du réticulum endoplasmique (ER), des ▷ corps lamellaires osmiophiles contenant des membranes phospholipidiques périodiques très contrastées. A droite, le noyau du pneumocyte II.
Microscopie électronique par transmission.
Gr.: x 29000.

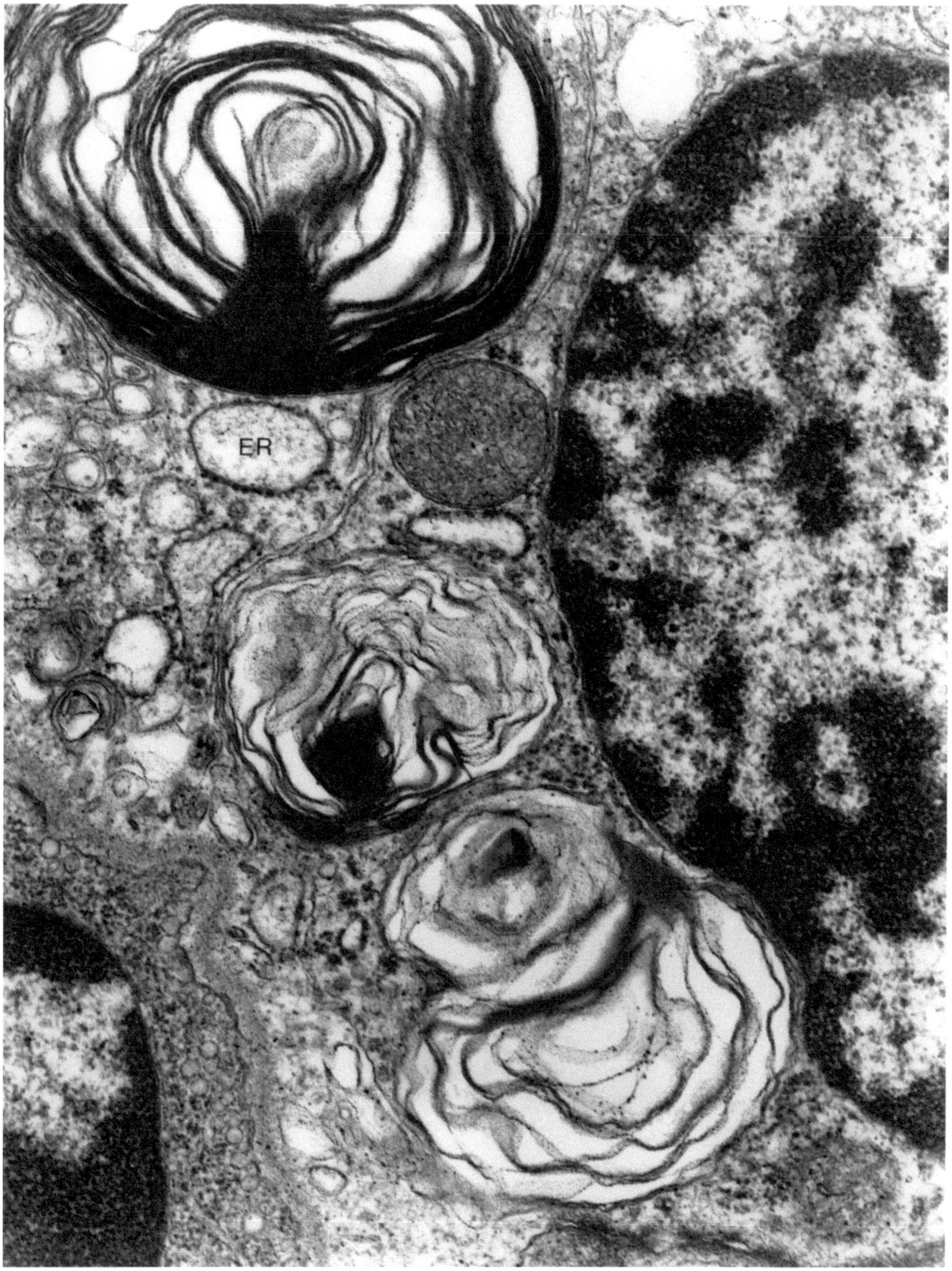
ER

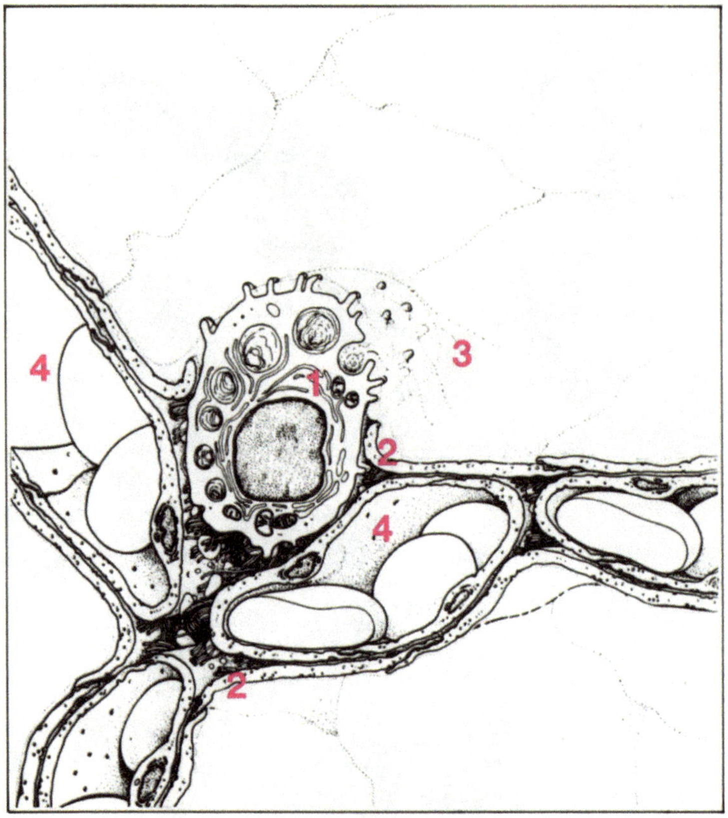

Fig. 10:
Etalement du surfactant à la surface alvéolaire. Reproduction tridimensionnelle.
Le surfactant produit par les pneumocytes II et libéré à la surface alvéolaire s'étale en un film monomoléculaire au-dessus du revêtement épithélial. Il comble les irrégularités entre les pneumocytes I et II. Des microvillosités isolées percent dans la lumière alvéolaire au travers du film surfactant.
1 = pneumocyte II
2 = pneumocytes I
3 = film surfactant
4 = capillaires alvéolaires

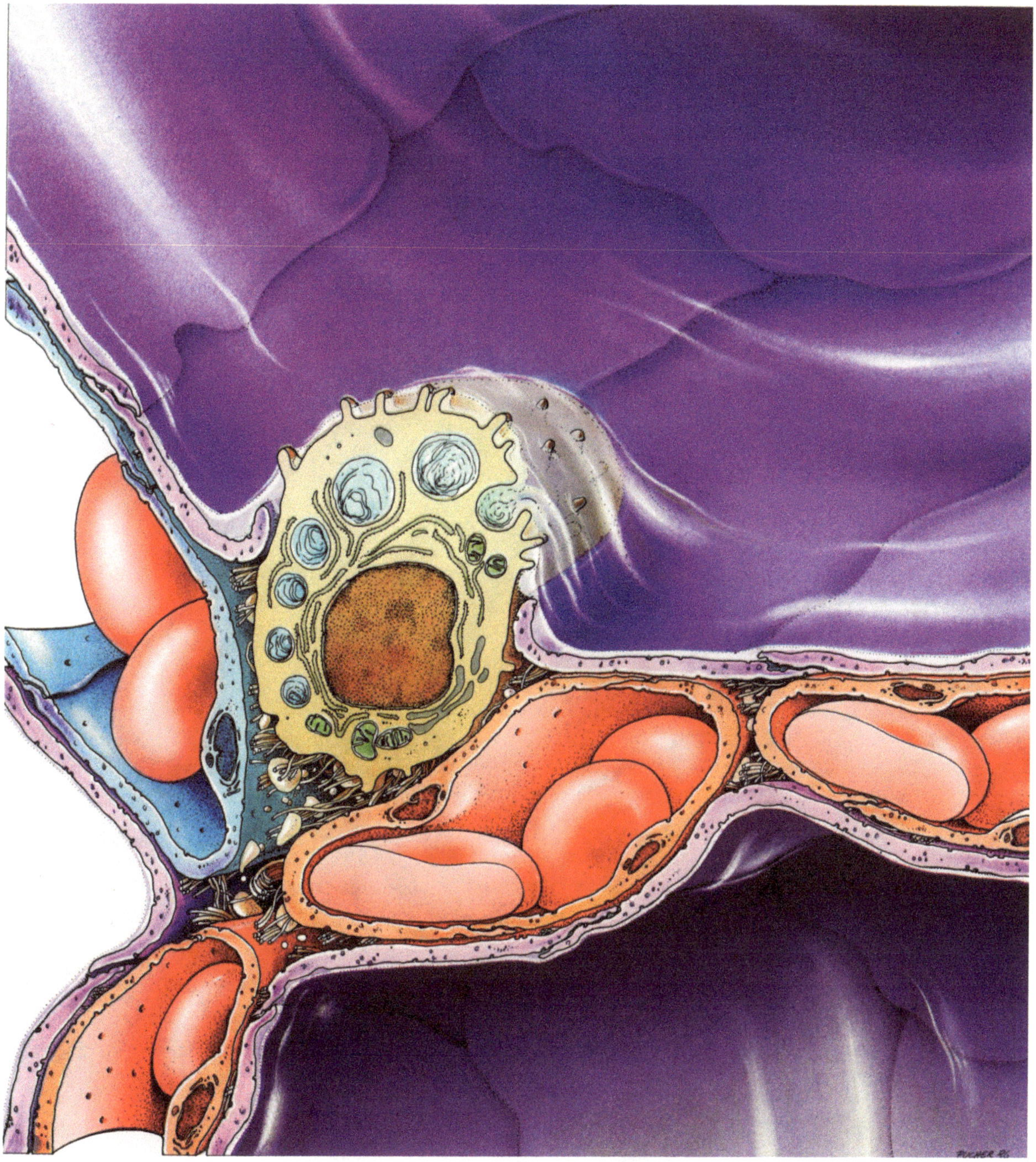

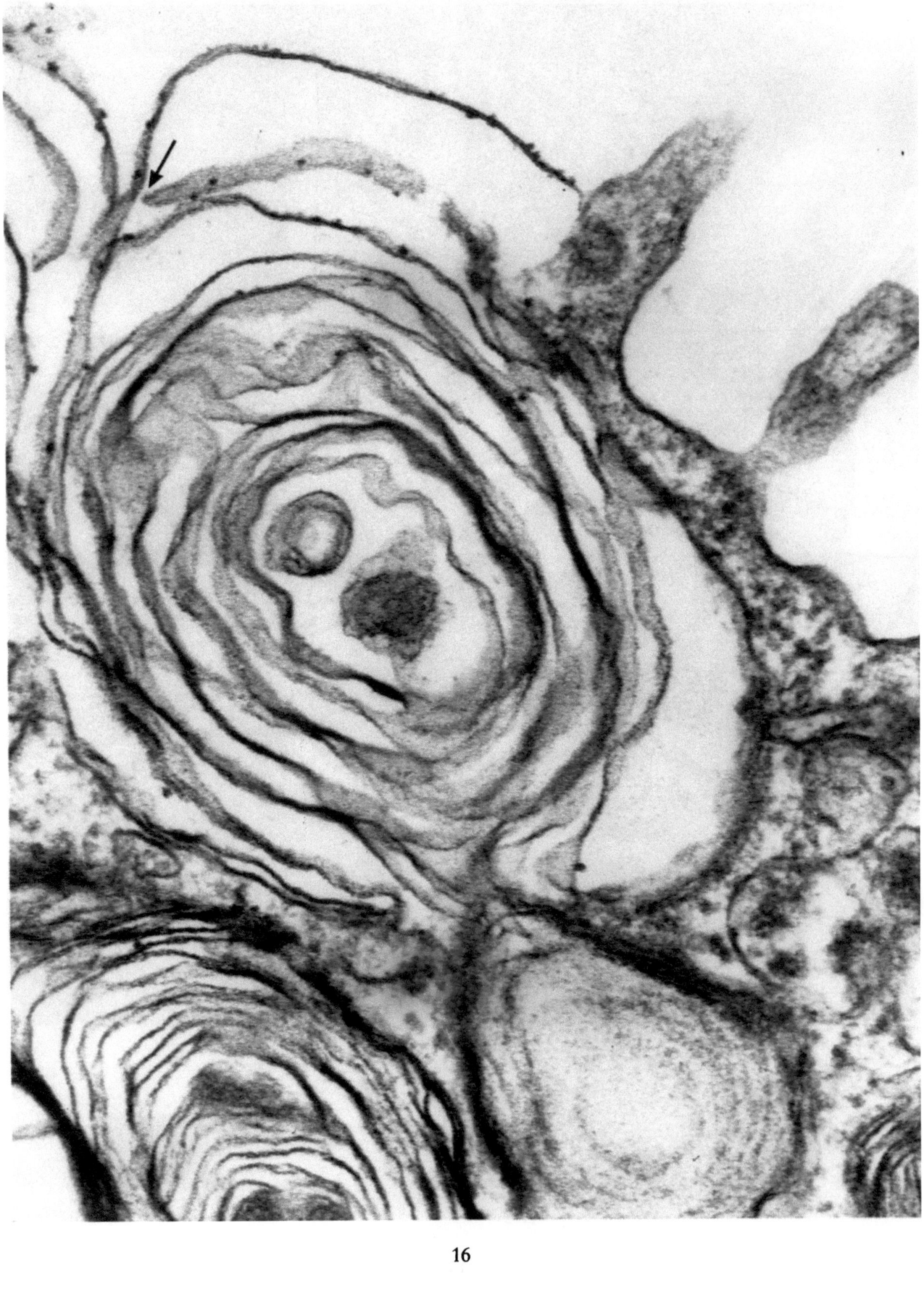

16

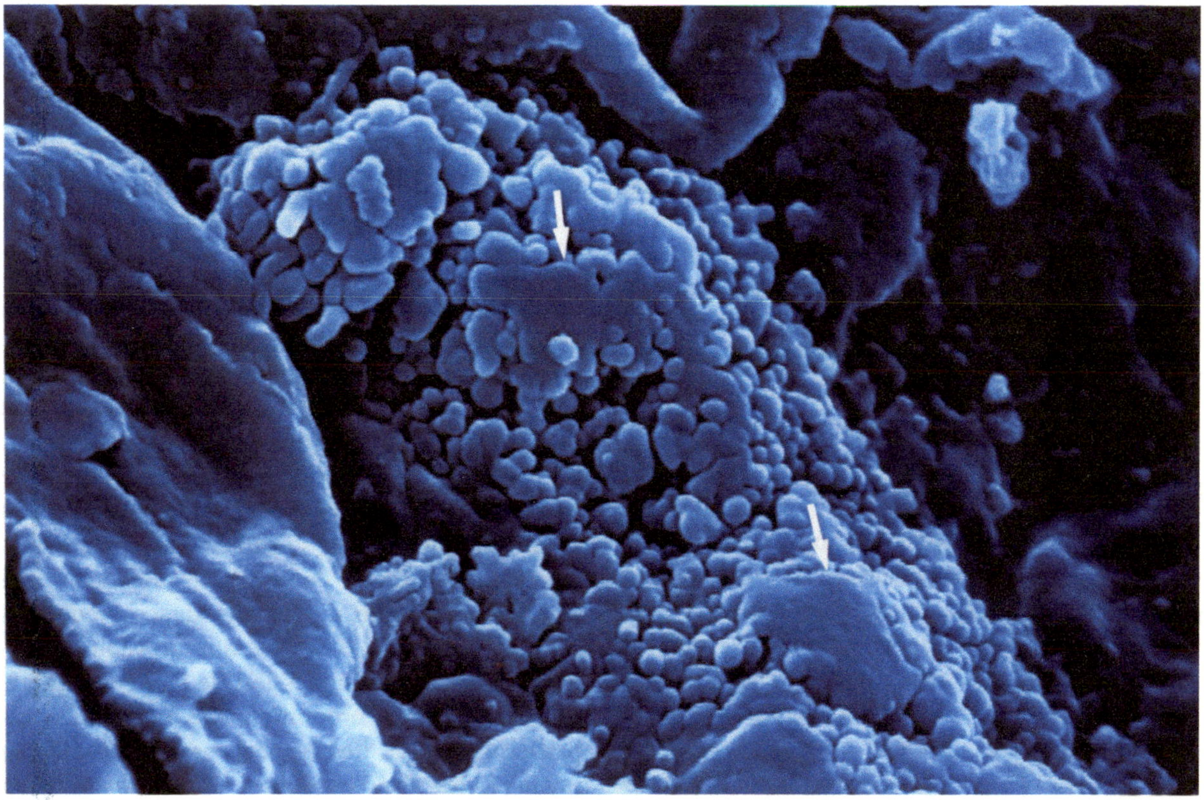

◁ Fig. 11:
Excrétion du surfactant par les pneumocytes II. Les corps lamellaires osmiophiles s'accolent à la face interne de la membrane cellulaire. La membrane cellulaire s'ouvre en regard des corps lamellaires (flèche). Les substances contenues dans les corps lamellaires sont libérées dans la lumière alvéolaire.
Microscopie électronique par transmission.
Gr.: × 160000.

Fig. 12:
Détail de la surface d'un pneumocyte II avec excrétion du surfactant (flèches). A coté des microvillosités, on reconnaît à la surface cellulaire du matériel surfactant libéré dans la lumière alvéolaire sous la forme de complexes plus ou moins larges.
Microscopie électronique à balayage.
Gr.: × 8300.

3.1. Déterminisme de la production du surfactant

Les mécanismes qui déterminent la production de surfactant ne sont pas définitivement élucidés. Dans le poumon de l'adulte, l'augmentation du volume respiratoire minute s'accompagne d'une augmentation de la production de surfactant alvéolaire. Les recherches expérimentales montrent que l'acétylcholine, certains médiateurs et des prostaglandines participent à la régulation de la production de surfactant.

Les voies d'élimination du surfactant alvéolaire, étudiées par Kalina et Young (1980) grâce aux techniques autoradiographiques sont les suivantes:

1. Evacuation du surfactant par le système bronchique.
2. Elimination par les macrophages alvéolaires qui sont en mesure de dégrader le matériel surfactant phagocyté.
3. Transport du surfactant par voie lymphatique.

La combinaison de différentes voies d'élimination est sujette à discussion.

4. Physiologie du surfactant

Le surfactant s'étale en un film monomoléculaire à la surface des alvéoles. On admet que le surfactant abaisse de façon dynamique la tension superficielle au niveau de la barrière air-tissu pariétal lors des mouvements respiratoires. L'effet tensio-actif de surface est attribué à la structure amphophile de la lécithine et du phosphatidylglycérol. Par son caractère de bi- ou multilayer le surfactant exerce en outre une fonction antiglue qui intervient dans la stabilisation des structures alvéolaires et bronchiolaires.

L'interface entre deux phases stables, liquide et gazeuse, est encore appelée surface de contact. Pour augmenter l'aire d'étalement d'un liquide il faut fournir du travail en vue de modifier la cohésion entre les molécules constitutives. De telles forces de cohésion s'exercent également au sein d'une phase. Le transport et le déplacement de molécules de l'intérieur d'une phase vers la surface libre ou de contact nécessitent de l'énergie. En conséquence, les molécules présentes en surface possèdent une somme d'énergie potentielle supérieure à celle des molécules au sein de la phase. Cette énergie est appelée énergie de surface de contact, énergie de surface libre ou encore tension superficielle. La tension superficielle correspond donc à l'énergie, par unité de surface, nécessaire pour séparer deux liquides en vue d'augmenter l'aire d'étalement.

La tension superficielle possède les propriétés suivantes:

- elle tend toujours à former des surfaces minimales,
- elle peut varier par addition ou soustraction d'énergie,
- elle diminue lorsque la température augmente.

La formation de couches mousseuses et la transformation d'un film ou d'un jet liquidien en gouttes relèvent de l'effet de la tension superficielle.

On admet qu'au cours de l'évolution phylogénétique la différenciation d'une respiration pulmonaire avec son principe d'échanges gazeux alvéolaires n'a été possible que grâce à la production de phospholipides de surface, dont le rôle actif est de réduire la tension superficielle dans les alvéoles pulmonaires (Farrell 1982).

Au cours de l'expiration, les forces d'adhésion deviennent de plus en plus grandes à mesure que le diamètre des alvéoles diminue. Ces forces tendent à réduire la surface de la zone de contact entre la paroi alvéolaire et l'air et à effacer les irrégularités du revêtement alvéolaire. L'inspiration est marquée par une augmentation des résistances à l'expansion tandis que l'expiration se caractérise par une augmentation des forces de rétraction pulmonaire. La tension superficielle, de par sa tendance à réduire la surface de contact, engendre une pression intraalvéolaire (P) avec compression de l'air respiratoire. Cette pression est proportionnelle à la tension superficielle (T) et inversement proportionnelle au rayon (R) des alvéoles. Cette relation est définie par la loi de Laplace, applicable à une goutte de liquide sphérique:

$$P = (2 \times T) : R$$

Cette pression est encore appelée pression de collapsus alvéolaire car elle favorise le mouvement d'ensemble des alvéoles (Sanderson 1976). Des mesures ont montré que l'effet des agents actifs de surface diminue lors de l'expansion, mais augmente nettement lors de la rétraction pulmonaire, ce qui a pour conséquence de réduire la tension superficielle.

Depuis les travaux de von Ebert (1978) on admet que la tension superficielle du système alvéolaire contribue également à la stabilisation des segments périphériques de l'arbre bronchique. A ce niveau la paroi bronchique ne possède pas d'armature cartilagineuse. Elle est constituée de l'épithélium bronchiolaire, d'un manchon lâche de tissu conjonctivovasculaire et d'une couche de fibres musculaires lisses. L'adaptation du calibre de la lumière bronchiolaire au cours des phases inspiratoires et expi-

ratoires ne peut s'expliquer que par la participation du surfactant à la régulation de la tension superficielle.
C'est chez le nouveau-né, au moment de la première inspiration, que le surfactant joue son rôle le plus important. La tension superficielle est maximale dans les alvéoles non encore déplissés. Avant la naissance le surfactant est probablement produit en excès. La partie non étalée à la surface alvéolaire est rapidement éliminée après phagocytose par les macrophages (von Eckert et coll. 1983).

Si la synthèse de surfactant débute tôt au cours du développement embryonnaire, elle augmente surtout considérablement à partir de la 35ème semaine de gestation. C'est pourquoi on ne peut guère espérer un déplissement des alvéoles chez un prématuré avant la 35ème semaine, en l'absence d'une thérapeutique stimulant la maturation des pneumocytes et la production de surfactant. La maturation de l'épithélium alvéolaire et sa capacité à synthétiser du surfactant sont d'ailleurs considérées comme des critères de maturité chez le prématuré.

5. Morphologie du surfactant dans le système alvéolaire (Figures 12 à 16)

Weibel (1970) fut le premier à décrire le substrat morphologique du surfactant alvéolaire, qu'il définit comme une double couche liquidienne à la surface de l'épithélium alvéolaire. La couche basale, de structure lâche et d'épaisseur variable, repose directement sur la membrane des cellules épithéliales alvéolaires et comble les irrégularités de la surface du revêtement. Au-dessus de cette couche basale et à l'interface air-liquide, se trouve un film de surface, mince mais relativement compact. Ainsi, la couche basale comble l'espace entre la membrane cellulaire des alvéoles et le film de surface plus ou moins continu et uniforme. La couche basale est en général homogène et contient quelquefois des inclusions osmiophiles de taille et d'épaisseur variées.

Les molécules liquidiennes de l'hypophase qui se trouvent près de la lumière alvéolaire, c'est-à-dire à la zone de contact avec la phase aérienne, contiennent plus d'énergie que les molécules liquidiennes situées au sein de l'hypophase. Par leur richesse en énergie elles déterminent la tension superficielle alvéolaire. Ces molécules situées à l'interface tendent à adopter un état de moindre énergie et l'hypophase alvéolaire, sous l'effet de la tension superficielle, tend à s'assembler en une goutte. Pour tous les liquides, la goutte représente la forme la plus favorable sur le plan énergétique. La goutte renferme le plus grand volume liquidien par rapport à sa surface, donc par rapport au nombre de molécules actives de surface.

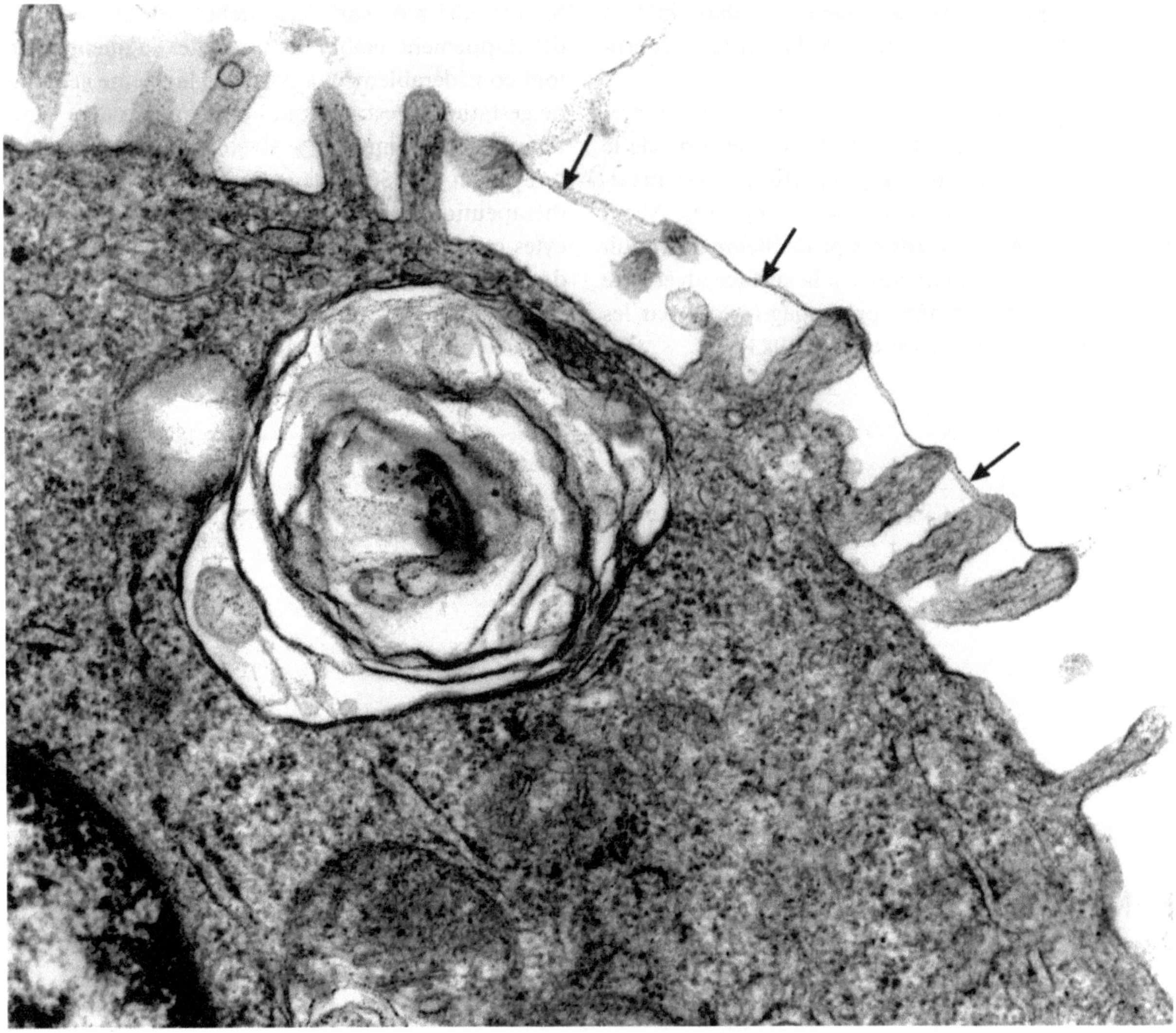

Fig. 13:
Etalement du surfactant dans la lumière alvéolaire, à la surface d'un pneumocyte II (flèches). Les constituants du surfactant excrétés dans la lumière alvéolaire s'étalent en un film monomoléculaire à la surface de l'épithélium. Les microvillosités du pôle apical cellulaire tantôt soulèvent le film surfactant, tantôt le percent et leur extrémité pointe alors librement dans la lumière alvéolaire. Sous la membrane cellulaire du pneumocyte II, un corps lamellaire osmiophile.
Microscopie électronique par transmission.
Gr.: × 56000.

Fig. 14:
Paroi alvéolaire recouverte de surfactant. Le surfactant s'étale ▷ en un film monomoléculaire (flèches) au-dessus du voile cytoplasmique d'un pneumocyte I. Le film surfactant est constitué d'une couche basale dense surmontée d'une zone plus claire de structure granuleuse. Le pneumocyte I renferme des vésicules de pinocytose irrégulièrement rèparties. En-dessous, la lame basale (BL) commune à l'épithélium alvéolaire et à l'endothélium capillaire. Dans l'endothélium capillaire (EN), des vésicules de pinocytose.
Microscopie électronique par transmission.
Gr.: × 240000.

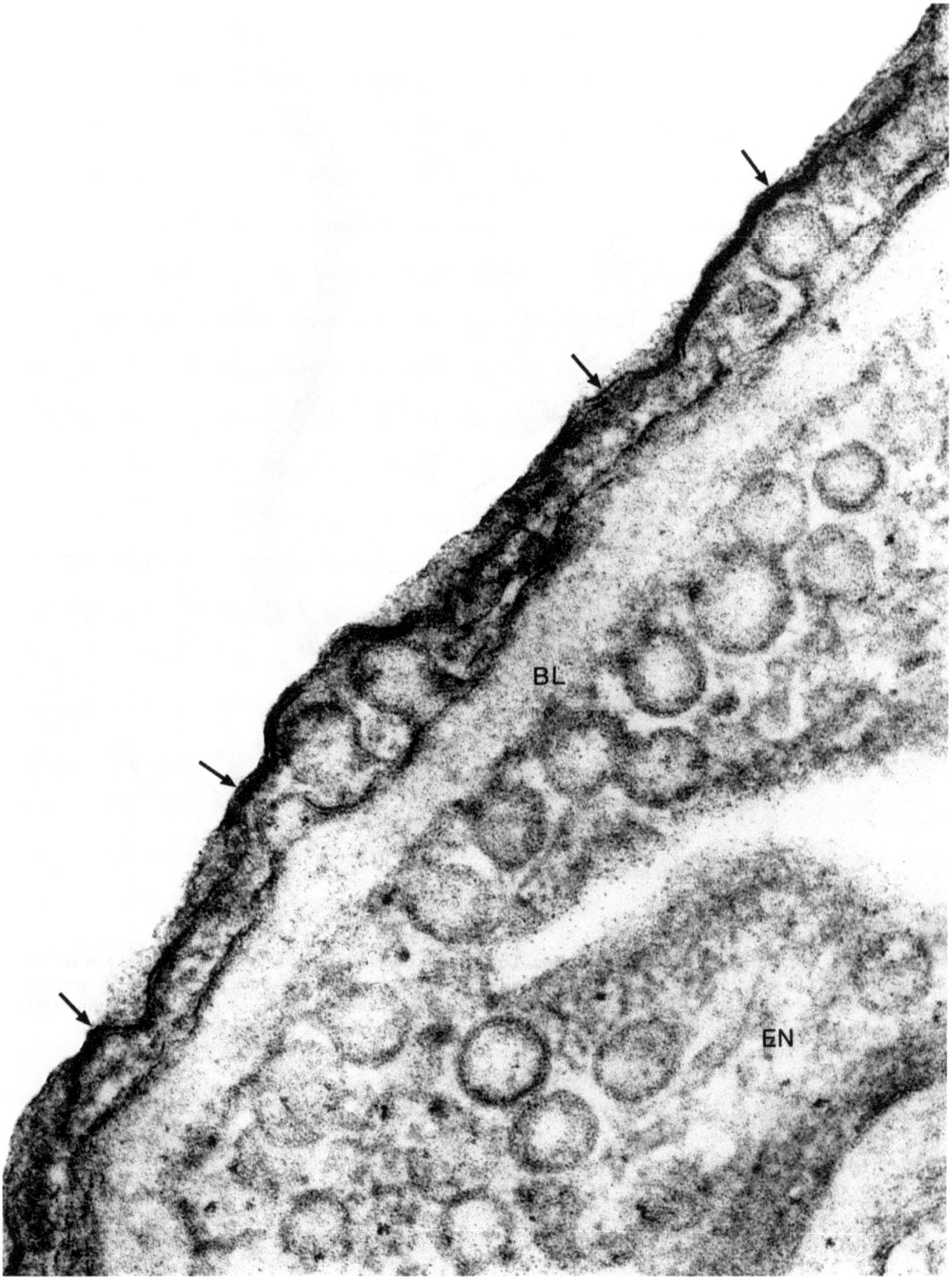
BL
EN

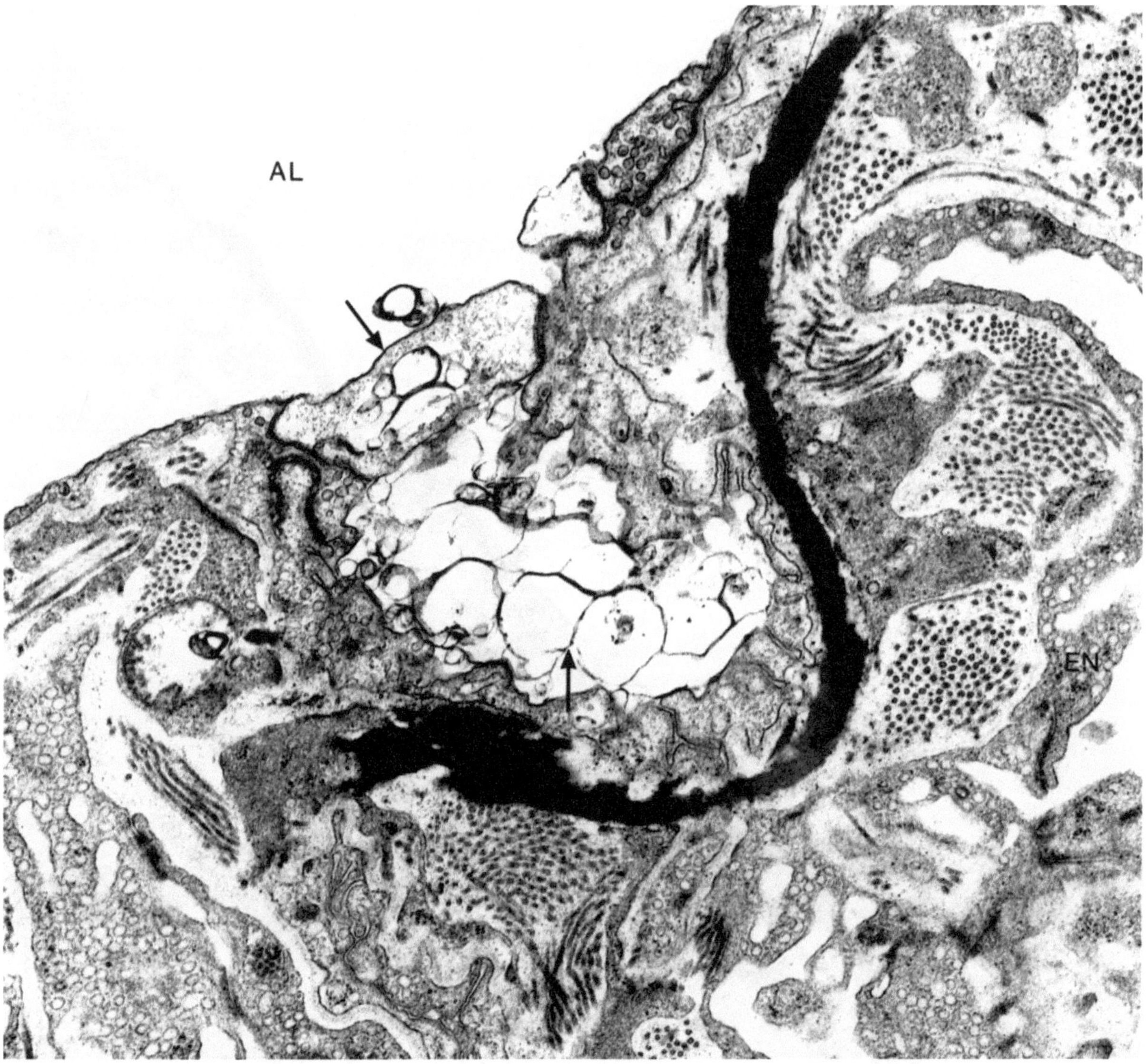

Fig. 15:
Surfactant dans une niche de l'épithélium alvéolaire. Les phospholipides ont un agencement tantôt linéaire, tantôt vésiculeux (flèches). Le surfactant comble les irrégularités à la surface endoalvéolaire. En-dessous, le tissu interstitiel alvéolaire renfermant des faisceaux de fibres collagènes, une fibre élastique et un capillaire (AL = lumière alvéolaire; EN = endothélium capillaire).
Microscopie électronique par transmission.
Gr.: × 35 000.

Fig. 16:
Agencement du surfactant en corps grillagés à la surface de ▷ l'épithélium alvéolaire. Entre les mailles des membranes phospholipidiques, des fragments protéiques finement granuleux correspondant à l'apoprotéine du surfactant.
Microscopie électronique par transmission.
Gr.: × 65 000.

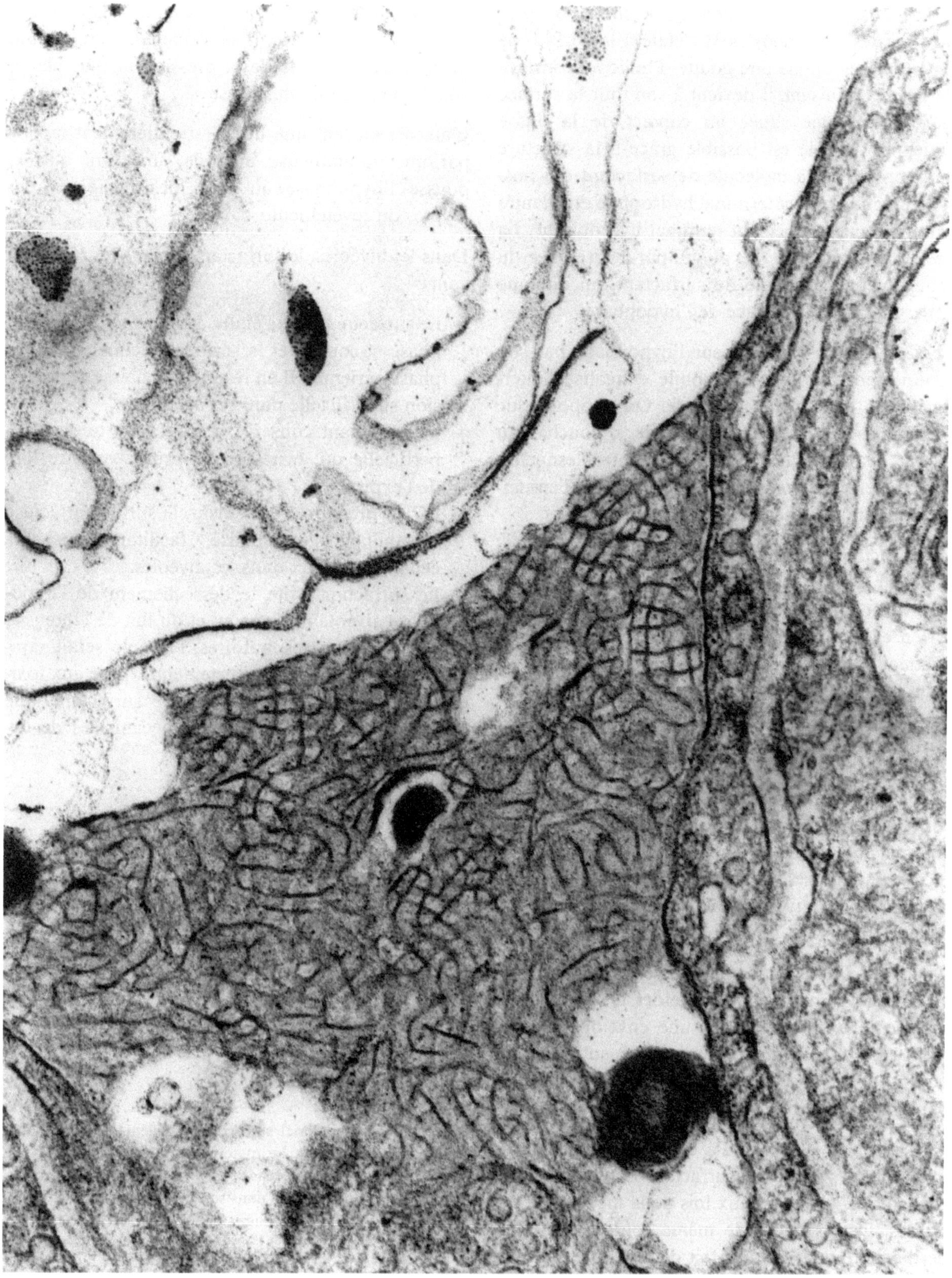

Grâce à sa pression d'étalement, le surfactant produit par les pneumocytes II s'étale à la surface de l'hypophase comme une goutte d'huile à la surface de l'eau. Ce faisant, il devient à son tour la surface riche en énergie située au contact de la phase aérienne. Ce rôle est possible grâce à la structure amphophile de la molécule de surfactant qui possède un groupement terminal hydrophile et à l'autre extrémité un groupement terminal hydrophobe. La pression d'étalement s'explique par la présence du groupement hydrophile du surfactant qui diminue l'énergie libre à la surface de l'hypophase.

Le surfactant est apposé sur l'hypophase par son groupement terminal hydrophile et réalise l'interface avec la lumière alvéolaire. On suppose que l'hypophase est recouverte par deux couches au moins de molécules hydrophiles entre lesquelles s'intercalent des molécules hydrophobes, l'ensemble réalisant une membrane fermée.

Le surfactant lui-même adopte une forme énergétiquement favorable lorsqu'il n'est pas étalé à la surface alvéolaire. Le surfactant est éliminé lorsqu'il est en excès ou lorsqu'il ne trouve pas de substrat adéquat à l'étalement. Pour le surfactant aussi, la goutte représente la forme la plus adéquate sur le plan énergétique. En microscopie électronique par transmission, les billes de surfactant ressemblent à des surfaces ou à des trous quasi circulaires. En raison de leur découpage en disques les billes de surfactant, sur coupes ultrafines, sont réduites à des segments de sphère. Même agencé en billes, le surfactant garde sa disposition en double couche hydrophile et hydrophobe comme lorsqu'il est étalé.

De telles billes de surfactant peuvent être assimilées au concept d'un »pneu« (Schneider 1980). Un pneu représente une sphère avec une enveloppe facilement déformable qui renferme une substance liquide ou gazeuse, l'ensemble étant lui-même disposé au sein d'un milieu liquide ou gazeux.

Ainsi on peut aller jusqu'à concevoir un mode de transport des billes de surfactant dans le système bronchique, obéissant aux lois de la mécanique des fluides. Deux gouttes de même composition mais de diamètre différent, du fait de leurs pressions de Laplace différentes, se fondent en une goutte unique plus volumineuse. Il se forme alors un courant de flux dans le sens de la pression la plus élevée vers la pression la plus basse.

L'alvéole en tant que unité est entièrement tapissé par une volumineuse bille de surfactant qui repousse l'hypophase au fond des niches et des cryptes du revêtement.

Dans les alvéoles, le surfactant assume les rôles suivants:

- Le surfactant doit s'étaler à la surface de l'hypophase et constituer la surface de contact avec la phase aérienne. Il en résulte une baisse de la tension superficielle dans les alvéoles.
- Le surfactant conserve une certaine tension superficielle qui évite le collapsus alvéolaire lors de l'expiration.
- Par sa pression d'étalement, le surfactant écrase et amincit l'hypophase, facilitant ainsi les échanges gazeux dans les alvéoles.
- Le surfactant évite le dessèchement de l'hypophase alvéolaire. Sans lui et du fait de l'intensité des échanges respiratoires, l'alvéole serait rapidement desséché et directement exposé aux toxiques exogènes. Par ce biais le surfactant joue également un rôle dans les mécanismes de défense.

Fig. 17:
Elimination de matériel surfactant excédentaire par les macrophages alvéolaires. Le matériel surfactant non étalé à la surface des alvéoles (flèches) est phagocyté par un macrophage alvéolaire et inclus dans son cytoplasme (AL = lumière alvéolaire; MA = macrophage). ▷
Microscopie électronique par transmission.
Gr.: × 4300.

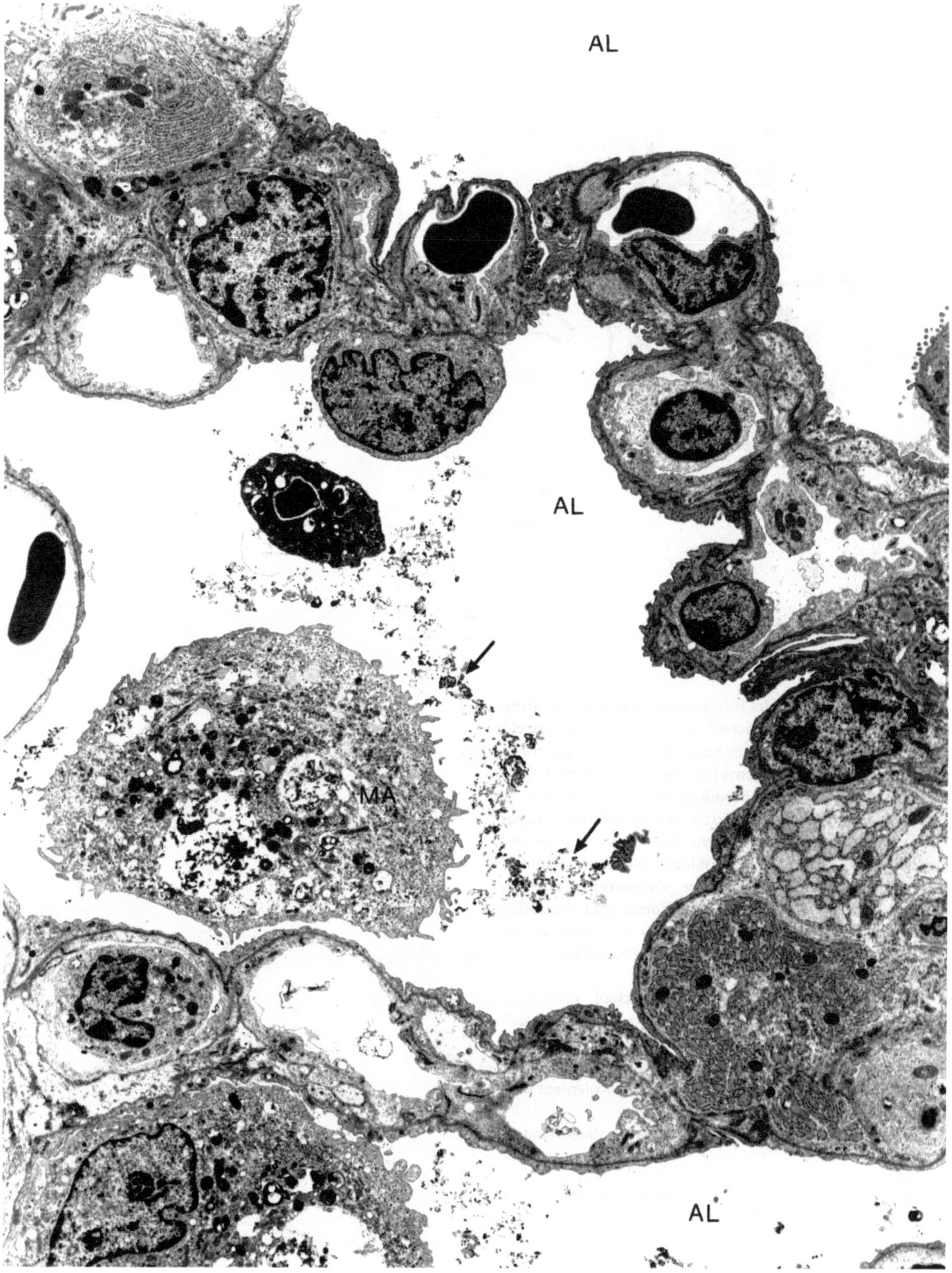
AL
AL
MA
AL

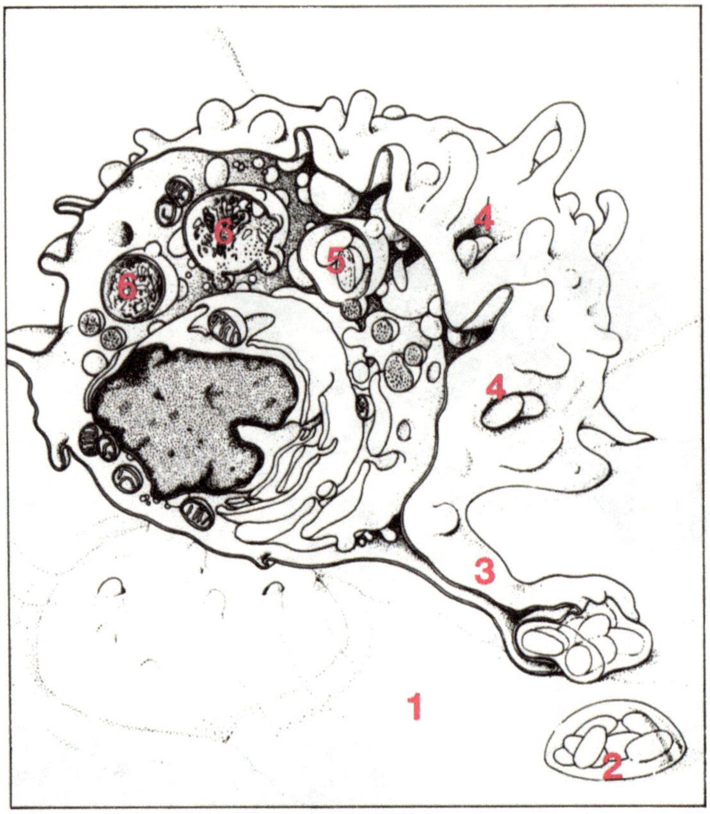

Fig. 18:
Rôle du surfactant dans les mécanismes de défense au niveau alvéolaire. Le matériel surfactant favorise la phagocytose et la destruction intracellulaire des bactéries. Dans la lumière des alvéoles, les bactéries sont enveloppées de surfactant. Les macrophages projettent des pseudopodes cytoplasmiques qui entourent les complexes bactériens intraalvéolaires. Les bactéries pénètrent ensuite dans le cytoplasme à travers une invagination de la membrane et, toujours entourées d'un fragment de membrane cytoplasmique, s'enfoncent vers l'intérieur de la cellule. Lorsque les phagosomes sont intériorisés, des lysosomes primaires s'accolent à eux et y déversent des enzymes lytiques capables de dégrader les bactéries.
1 = surface de l'épithélium alvéolaire
2 = complexe bactérien enveloppé de surfactant
3 = pseudopode cytoplasmique d'un macrophage alvéolaire au contact de complexes bactériens
4 = invagination à la surface d'un macrophage alvéolaire
5 = phagosome renfermant des bactéries et accolement de lysosomes primaires
6 = dégradation lytique des bactéries dans un phagolysosome

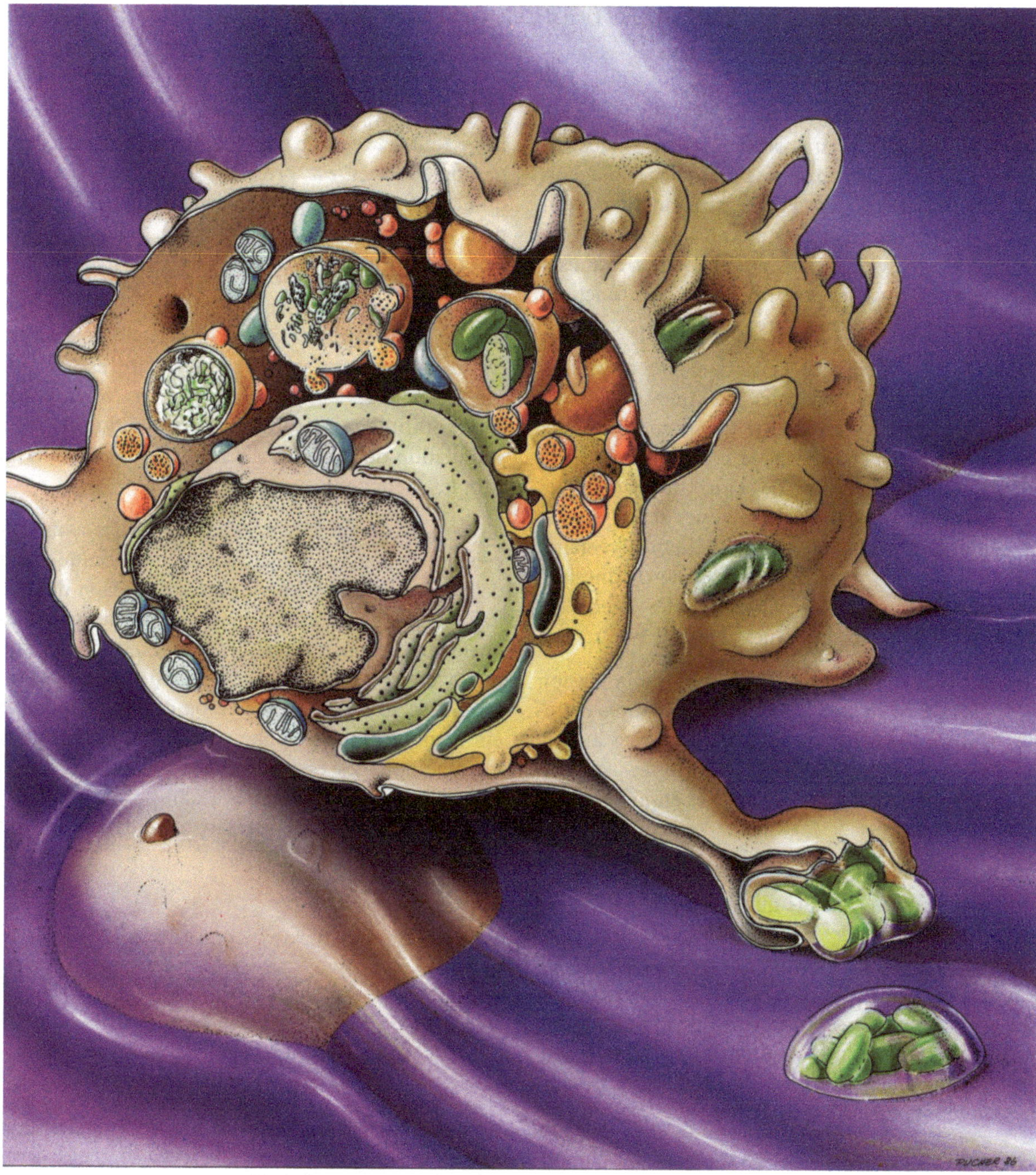

5.1. Rôle du surfactant dans les mécanismes de défense (figures 17 à 19)

Les alvéoles pulmonaires sont en permanence exposés à l'action de substances toxiques et d'agents infectieux contenus dans l'air respiré ou amenés par les capillaires sanguins. Des mécanismes de défense doivent sans cesse être mis en jeu pour neutraliser ces agents pathogènes et permettre le bon fonctionnement du système alvéolaire.

Le surfactant alvéolaire contribue largement aux réactions de défenses locales (Jarstrand 1984). Le film surfactant, qui tapisse de façon continue tout l'espace alvéolaire, empêche le contact direct entre les particules exogènes de l'air, notamment d' agents infectieux comme les bactéries et les virus et la membrane cellulaire de l'épithélium alvéolaire. Le surfactant s'oppose au phénomène d'adhésion, indispensable à l'action pathogène des agents en cause (Morgenroth, Opferkuch, Herzog 1982).

On admet que les variations cycliques de la tension superficielle au cours des phases respiratoires entretiennent un mécanisme de clearance grâce auquel les particules étrangères sont transportées de l'alvéole vers le système bronchique et éliminées avec le flux secrétoire.

Après centrifugation d'un liquide de lavage broncho-alvéolaire on constate que les fragments de surfactant renferment des apoprotéines, lesquelles sont supposées être des facteurs de défense propres à l'organisme. En réalité, il n'est pas clairement établi si ces apoprotéines sont des constituants de la fraction protéique du surfactant ou bien si elles représentent une fraction à part, non séparable du surfactant (Jarstrand 1984).

Dans le système alvéolaire on décèle des immunoglobulines, dont une forte proportion d'IgG, mais également des IgA. La teneur en immunoglobulines y est très différente de celle retrouvée dans le sérum. Tout porte donc à croire qu'une partie des immunoglobulines est produite localement ou bien qu'il existe un transport sélectif de ces substances dans le système broncho-alvéolaire.

Le surfactant régule le nombre des macrophages pénétrant dans la lumière alvéolaire. Ce rôle du surfactant est bien illustré dans la période post-natale où le matériel surfactant excédentaire est éliminé par les macrophages. Jusqu'ici on ne connaît pas avec certitude le mécanisme de régulation de cette stimulation de l'activité macrophagique, ni quels en sont les médiateurs.

Grâce à l'examen in vitro de matériel de lavage alvéolaire contenant du surfactant biochimiquement défini, il a été établi que le surfactant réagit directement avec les bactéries. On admet que des bactéries atteignant l'espace alvéolaire, par exemple des staphylocoques (O'Neill et coll. 1984) y seront enveloppés de surfactant (precoating des bactéries). Il a été démontré que la phagocytose de bactéries par les macrophages est accrue et que la dégradation intracellulaire des bactéries (killing intracellulaire) dans les macrophages peut être augmentée de façon significative.

Tableau 2

Fonction de défense du surfactant.

1. Recouvrement des membranes cellulaires de l'épithélium alvéolaire.
2. Opsonisation des bactéries.
3. Enveloppement des particules inorganiques de poussière.
4. Variations cycliques de la tension superficielle → clearance de l'alvéole.
5. Activation des macrophages alvéolaires.

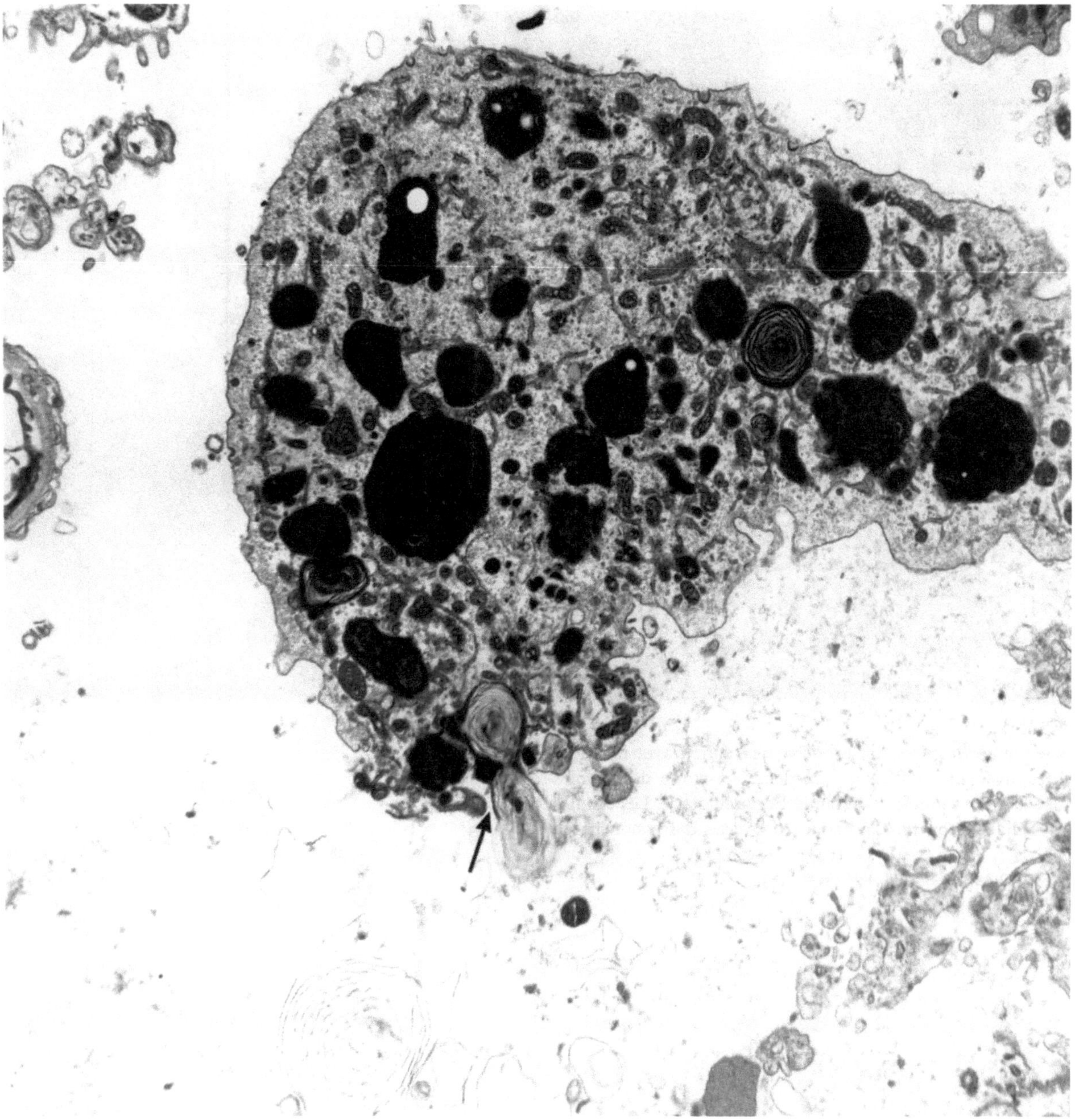

Fig. 19:
Phagocytose de matériel surfactant par un macrophage alvéolaire. La présence dans la lumière alvéolaire de surfactant libre, non étalé à la surface de l'épithélium, stimule la migration des macrophages interstitiels vers la lumière alvéolaire. Des fragments de surfactant sont incorporés dans les phagolysosomes et y apparaissent de plus en plus denses.
Microscopie électronique par transmission.
Gr.: × 10000.

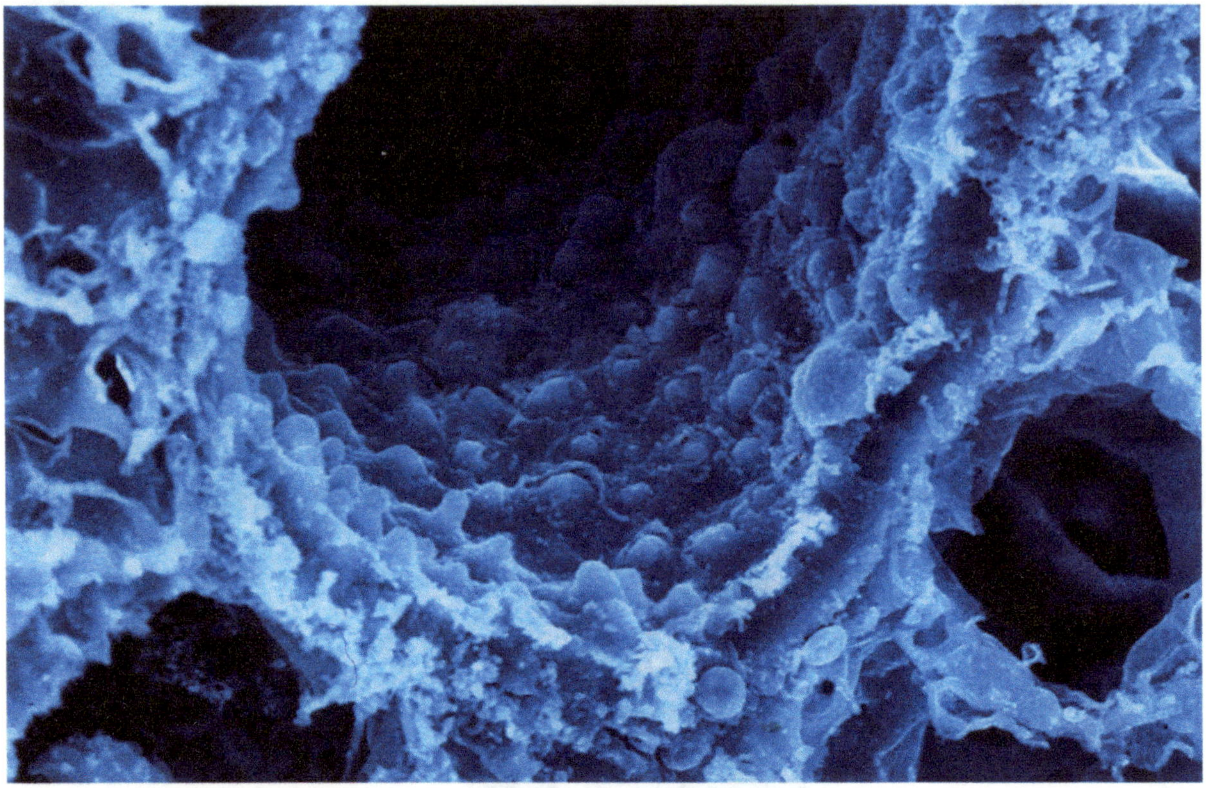

Fig. 20:
Vue plongeante dans une bronchiole terminale avec les structures alvéolaires adjacentes. Le dôme sécrétoire des cellules de Clara fait saillie dans la lumière bronchiolaire. Les cellules épithéliales bronchiolaires sont recouvertes d'une couche de mucus.
Microscopie électronique à balayage.
Gr.: × 900.

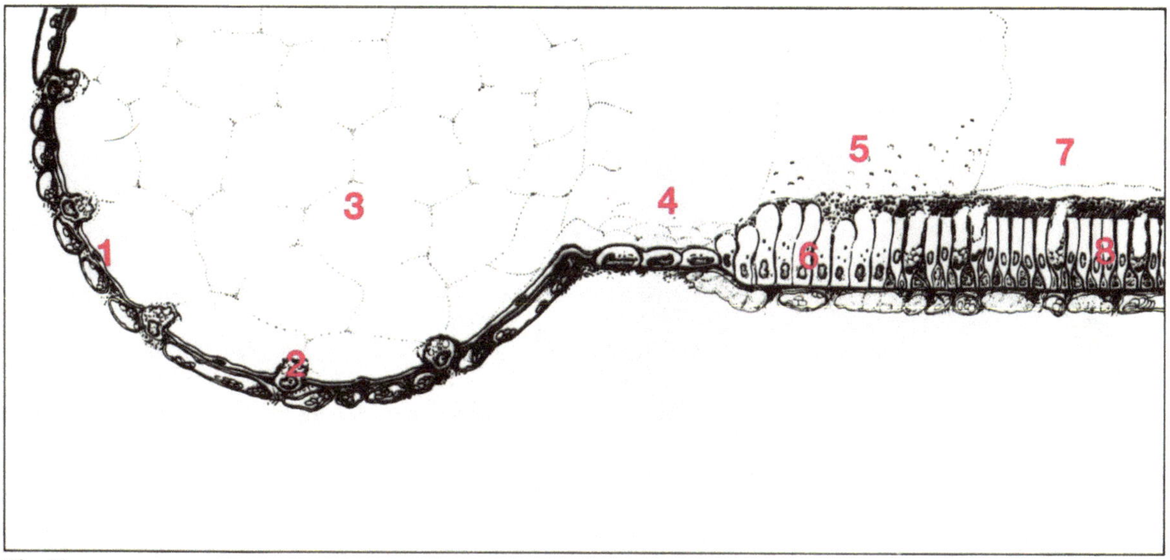

Fig. 21:
Etalement et élimination du surfactant alvéolaire vers le système bronchique. Reproduction semi-schématique tridimensionnelle.
Sous l'effet des variations de la tension superficielle lors des mouvements respiratoires, le film surfactant alvéolaire est refoulé dans les canaux alvéolaires et dans les bronchioles. Disposé à la surface des cellules ciliées et des cellules de Clara de l'épithélium bronchiolaire, le surfactant adopte une structure tantôt lamellaire, tantôt vésiculo-spumeuse. Dans les bronches périphériques et centrales, le surfactant est agencé en structures vésiculo-spumeuses dans la phase sol du mucus et en lamelles au niveau de la zone de contact entre les phases sol et gel.
1 = pneumocytes I dans le revêtement de la paroi alvéolaire
2 = pneumocytes II
3 = film surfactant
4 = canal alvéolaire
5 = lumière bronchiolaire
6 = cellules de Clara des bronchioles
7 = lumière bronchique
8 = épithélium bronchique avec des cellules ciliées et caliciformes.

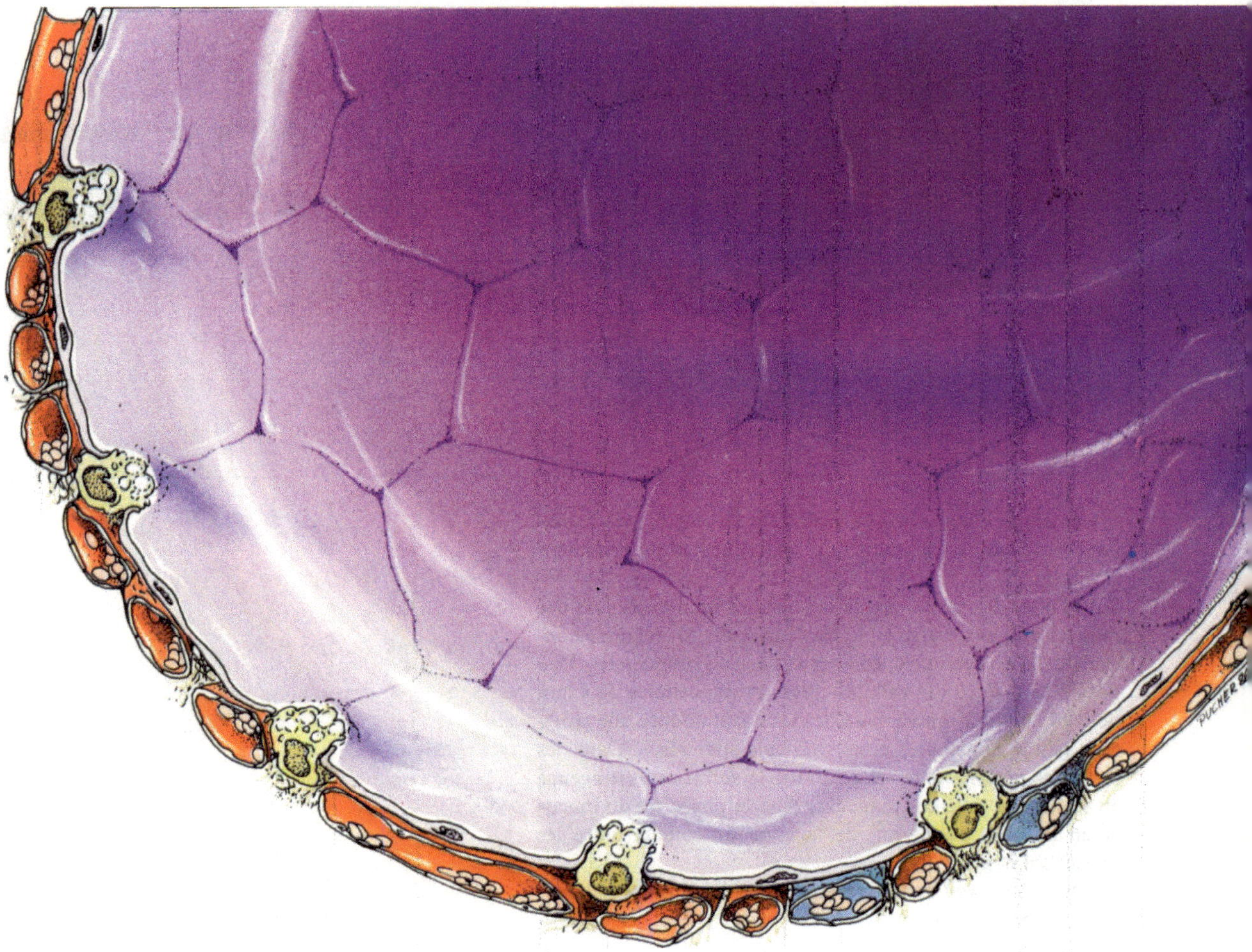

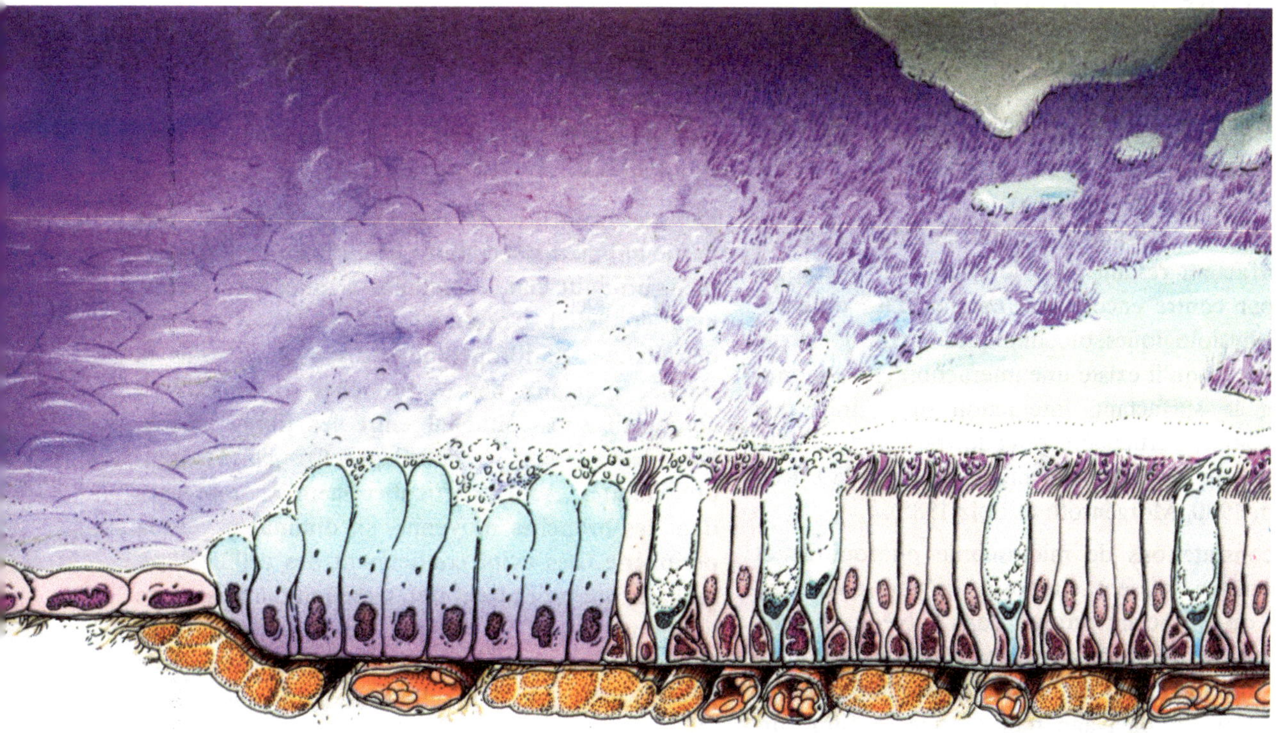

6. Morphologie du surfactant dans le système bronchique (Figures 20 à 30)

Si le rôle du surfactant dans le maintien de la structure alvéolaire et dans l'expansivité de la paroi de l'alvéole a été étudié en détail, ses mécanismes d'élimination, ainsi que le rôle fonctionnel éventuel du surfactant restant dans le système bronchique, sont par contre encore mal connus. Des observations physiologiques, biochimiques et cliniques laissent penser qu'il existe une interaction entre le mucus et le surfactant, interaction qui aurait une signification particulière pour le transport du mucus dans le système bronchique (Bauer 1980, Reifenrath 1980, Morgenroth et Bolz 1985).

Des constatations de microscopie photonique et électronique laissent supposer qu'une partie au moins du surfactant produit dans l'alvéole et étalé à la surface du revêtement alvéolaire est éliminée par l'intermédiaire du système bronchique. La microscopie à balayage montre que le film surfactant alvéolaire se prolonge sans discontinuité au-dessus de la surface des bronchioles terminales. L'examen biochimique d'un produit de sécrétion bronchique retrouve du matériel surfactant qui possède la même composition biochimique que dans l'alvéole (Warembourg et al. 1968). On admet donc que le surfactant joue un rôle particulier dans la stabilisation des segments bronchiques périphériques. En l'absence de ces substances actives de surface il se produirait un collapsus des bronches périphériques (Macklem et coll. 1970).

La sécrétion dans les bronches périphériques incombe aux cellules de Clara. Ces cellules, intercalées entre les cellules ciliées, possèdent un dôme sécrétoire qui, après remplissage par une substance fibrillaire d'origine cytoplasmique, se détache du pôle apical. Ces complexes sécrétoires, d'abord arrondis, s'étalent à la surface de l'épithélium en une couche sécrétoire après dissolution par des enzymes lytiques propres à la cellule (Morgenroth et Hörstebrock 1979).

Dans les bronches moyennes et centrales, seule une partie infime des sécrétions bronchiques est directement produite par les cellules à mucus du revêtement épithélial. L'essentiel de la sécrétion provient des glandes péribronchiques disposées, depuis la trachée juq'aux petites bronches, dans le tissu conjonctif sous-épithélial entre les fibres musculaires lisses et entre les cartilages. Ces glandes péribronchiques sont particulièrement nombreuses dans les bronches moyennes et diminuent vers la périphérie. Les acini contiennent des cellules épithéliales qui produisent une sécrétion tantôt séreuse tantôt muqueuse. Le mélange des deux types de sécrétion définit en grande partie la visco-élasticité de la sécrétion finale. Les cellules de type muqueux et séreux se groupent dans des segments précis du tube glandulaire, de telle sorte que la sécrétion des cellules séreuses se déverse au-dessus de celle des cellules muqueuses et se mélange à elle avant l'arrivée dans la lumière bronchique.

La sécrétion bronchique est disposée à la surface de l'épithélium en deux couches (Iravani et van As 1974). Un contingent sécrétoire visqueux, gélatiniforme, surmonte une phase sol fluide, elle-même appliquée directement à la surface de l'épithélium. Les battements des cils vibratiles s'effectuent dans la phase sol. Ce n'est que lorsque les cils sont tendus que leurs pointes atteignent la phase gel qui, en microscopie électronique, apparaît constituée d'un matériel floconneux inhomogène.

La phase gel se caractérise par une glutinosité particulière qui permet à des particules exogènes en suspension dans l'air d'être accrochées et éliminées vers l'extérieur par le flux sécrétoire. Il n'y a pas de transport de particules dans la phase sol de la couche de sécrétion (Iravani et van As 1974). La glutinosité de la phase gel est un facteur important intervenant dans le mécanisme de transport (Reifenrath 1980). Toutefois, cette glutinosité gêne le déplacement de la phase gel par rapport à la surface de l'épithélium. Pour qu'un déplacement régulier par glissement de la phase gel puisse se faire, il faut que la glutinosité soit abaissée à la zone de contact entre les phases sol et gel.

Fig. 22:
Couche de sécrétion (flèches) recouvrant le dôme sécrétoire des cellules de Clara dans une bronchiole. Le matériel de sécrétion disposé en plaques plus ou moins étendues est séparé de la membrane cytoplasmique des cellules épithéliales bronchiolaires par une phase sol d'épaisseur variée.
Microscopie électronique à balayage.
Gr.: × 2600.

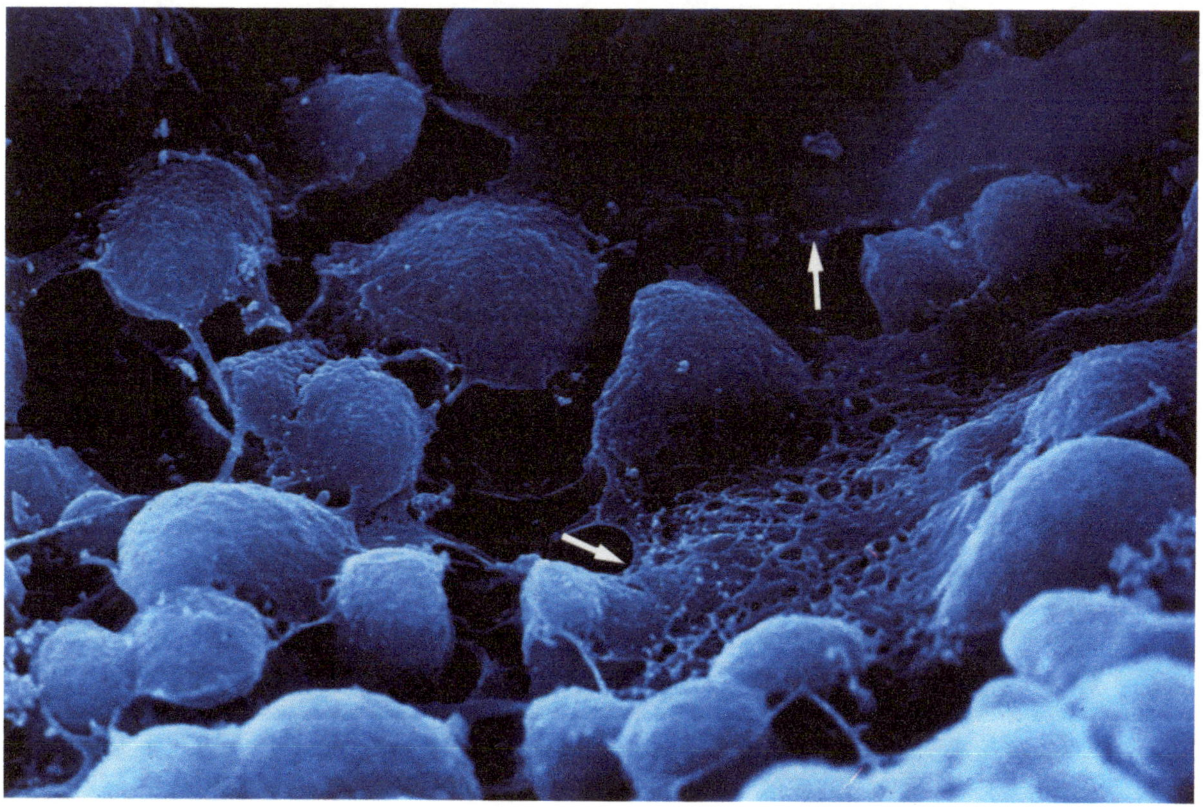

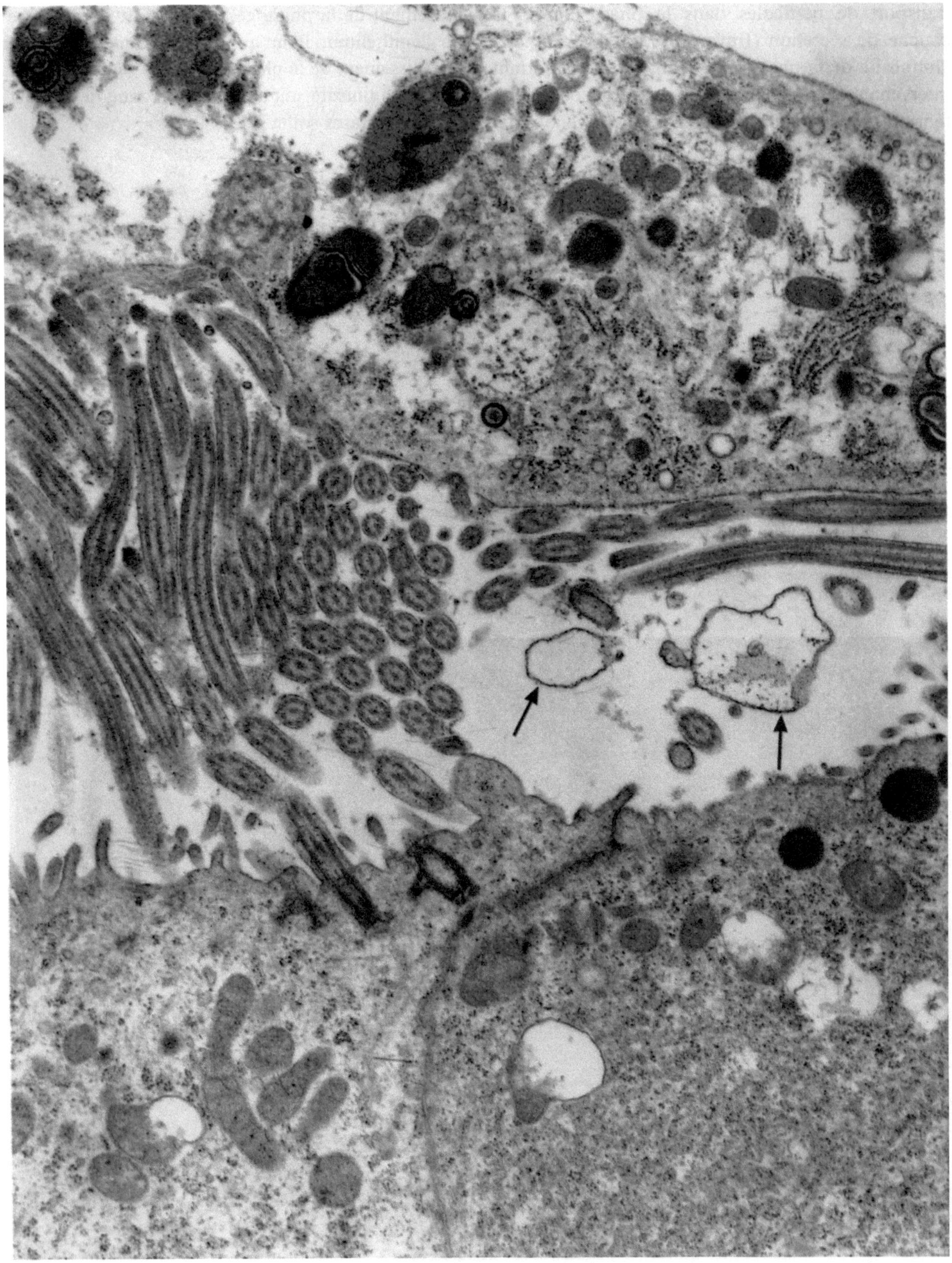

Dans tout l'arbre bronchique on retrouve, au niveau de la zone de contact entre les phases sol et gel, mais également entre les cils et en particulier au sommet des microvillosités, des structures membranaires mises en évidence par la microscopie électronique. Elles sont disposées tantôt en membranes unitaires allongées, de taille variable, tantôt sous la forme de petites vésicules. L'épaisseur d'environ 70 Å et la structure fine de ces membranes correspondent à celles du film surfactant monomoléculaire osmiophile tapissant les alvéoles. On peut donc supposer que ces structures membranaires représentent du matériel surfactant éliminé dans la lumière bronchique où, dans la phase sol, il prend un aspect spumeux. Grâce à leurs propriétés physicochimiques ces substances actives de surface posséderaient dans les bronches un effet antiglue et, de surcroît, contribueraient à la stabilisation de la teneur en eau de la phase sol du mucus.

Le film surfactant monolayer est disposé tel un tapis à la surface de la phase sol et sous la phase gel.

◁ Fig. 23:
Agencement des couches sécrétées dans les bronchioles. La surface de l'épithélium est recouverte par la phase sol riche en liquide et renfermant des vésicules de surfactant (flèches). Au-dessus, se trouvent des sècrétions libérées dans la lumière par les cellules de Clara sur un mode apocrine. Dans le dôme sécrétoire, des structures cytoplasmiques en désintégration.
Microscopie électronique par transmission.
Gr.: × 8500.

Fig. 24:
Agencement du surfactant à la surface de l'épithélium bronchiolaire. A gauche, une plaque de sécrétion. Au bord de cette plaque et immédiatement au-dessus de l'épithélium, du matériel surfactant disposé en structures spumeuses (flèche). A côté, des cils de l'épithélium bronchiolaire et quelques cellules de Clara avec leur dôme sécrétoire.
Microscopie électronique à balayage.
Gr.: × 6040.

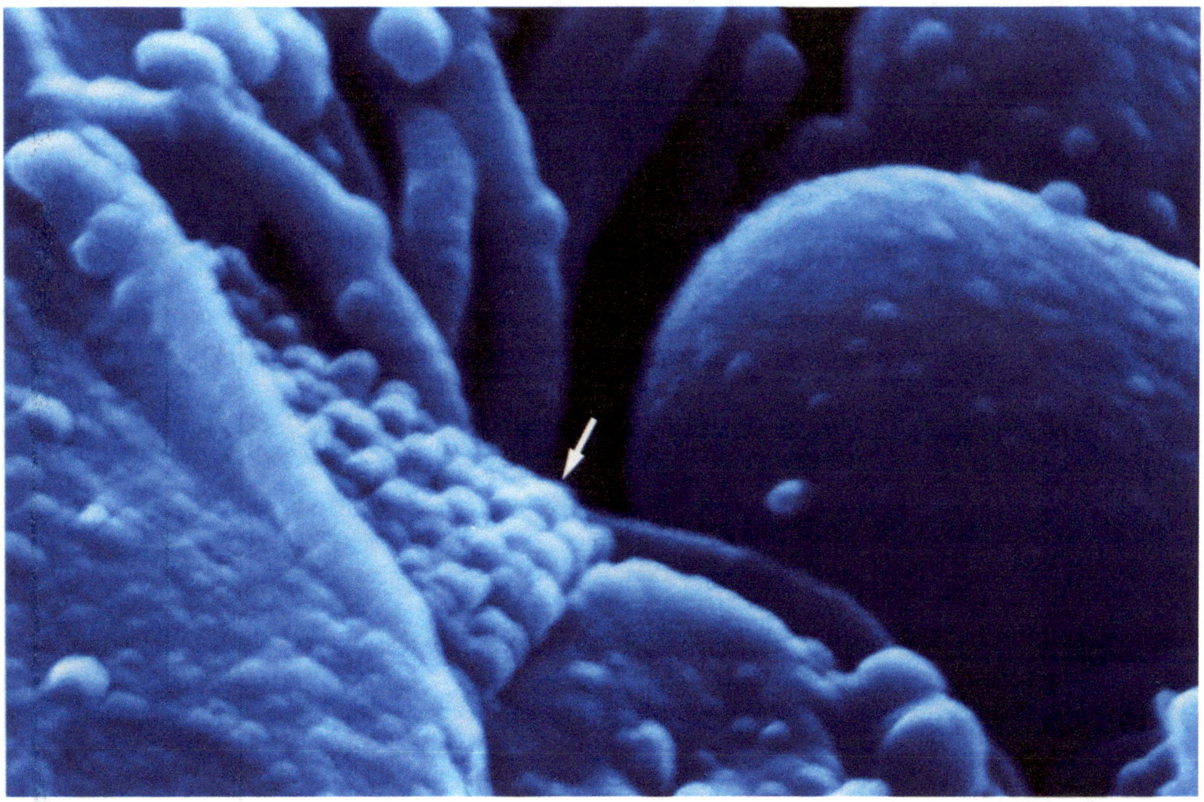

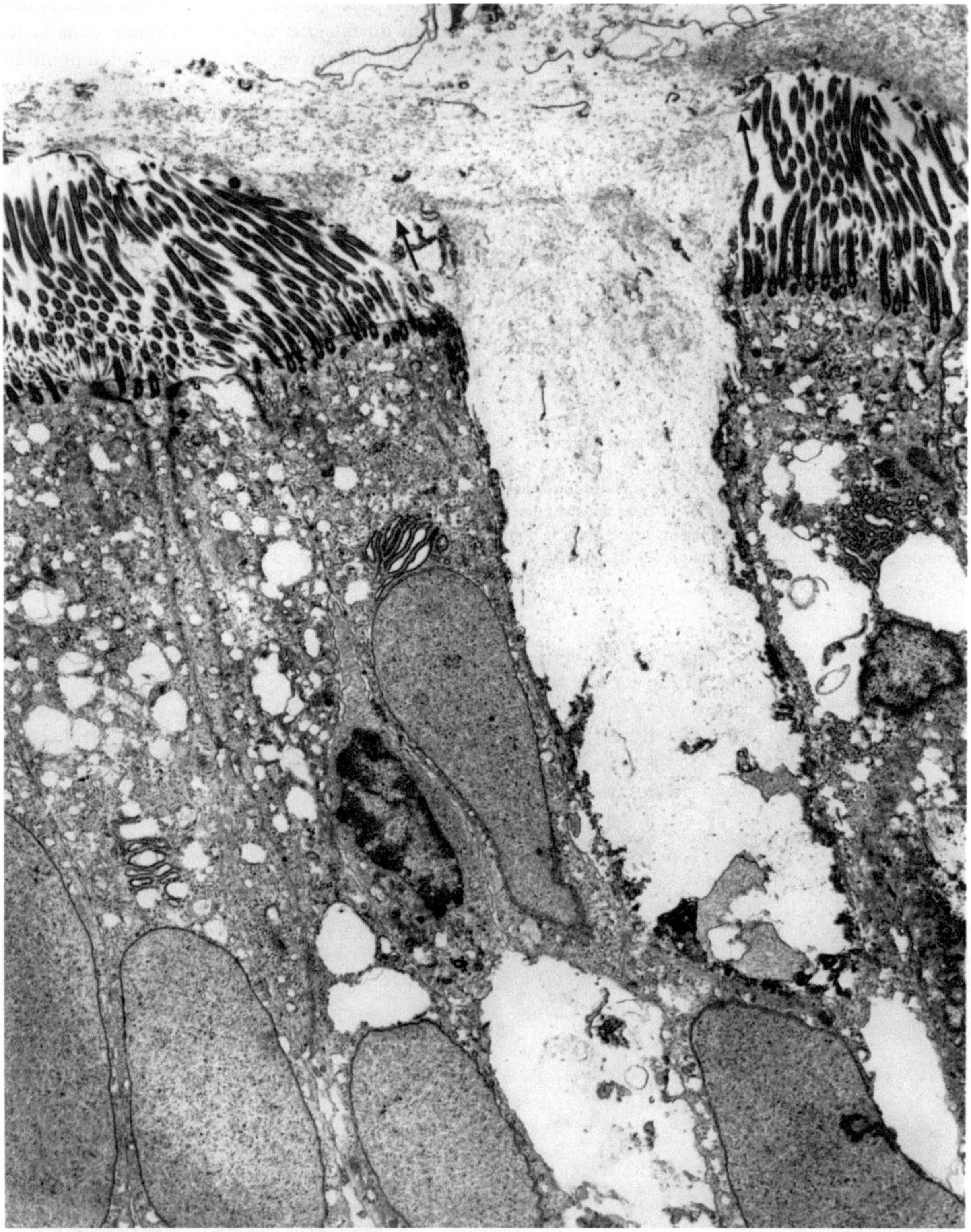

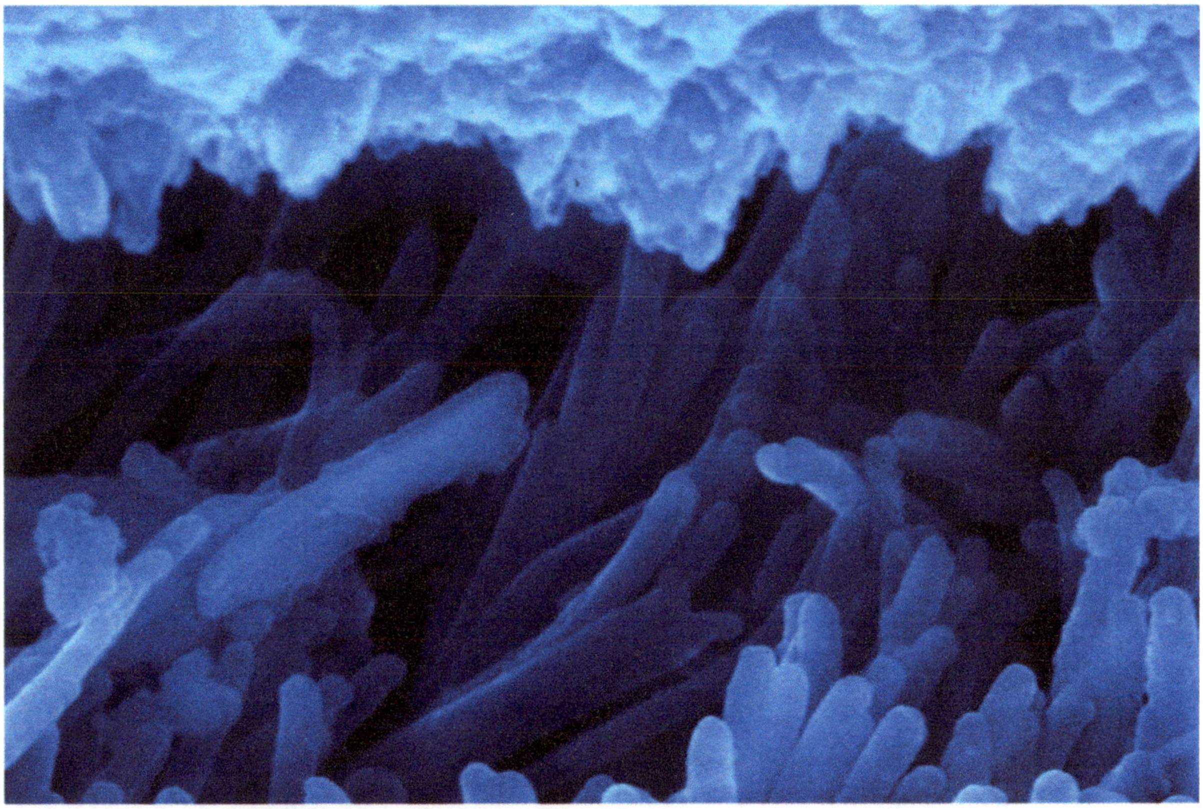

Fig. 26:
Agencement des couches de mucus à la surface de l'épithélium bronchique. Les cils sont entourés d'une phase sol fluide. Au bord supérieur, surmontant la phase sol, la phase gel visqueuse.
Microscopie électronique à balayage.
Gr.: × 12000.

◁ Fig. 25:
Disposition des couches de mucus à la surface de l'épithélium des bronches de moyen et de grand calibre. Appliquée à la surface de l'épithélium et entourant les cils vibratiles, la phase sol du mucus. Au-dessus, la phase gel du mucus constituée d'une substance de fond finement filamenteuse. Dans la moitié droite, une cellule caliciforme en train de se vider, dont le matériel sécrétoire va s'incorporer à la phase gel du mucus (flèches). De part et d'autre de la cellule caliciforme, des cellules cylindriques avec leurs cils typiques.
Microscopie électronique par transmission.
Gr.: × 3500.

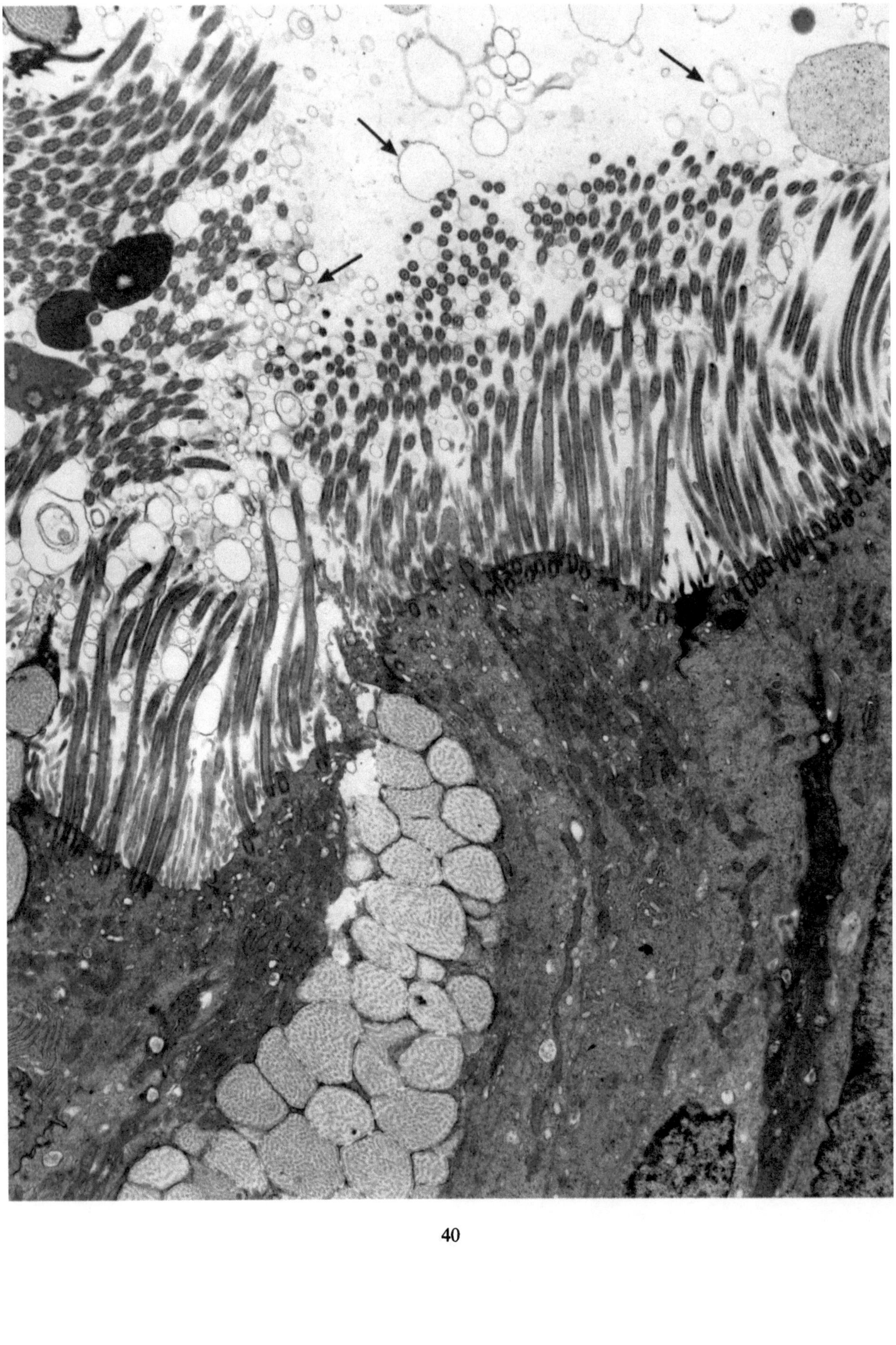

Ainsi il sépare entre elles les deux composantes de la sécrétion bronchique. La phase sol qui entoure les cils depuis leur base jusqu'à leur pointe est suffisamment fluide pour permettre les battements ciliaires. L'efficacité des mouvements ciliaires est nettement dépendante de la composition de la phase sol et du surfactant qui s'y trouve adjoint. Pour obtenir un mouvement ciliaire ordonné il faut une certaine corrélation entre la longueur des cils, l'épaisseur de la phase sol et le surfactant. Lorsque la phase sol péciliaire augmente, le film surfactant et la phase gel augmentent aussi. Alors les cils battent pratiquement à vide et le transport du mucus est interrompu.

Au contraire, en cas d'absence de la phase sol, la composante visqueuse de la phase gel peut arriver jusqu'à la surface de l'épithélium. Alors le matériel visqueux englue les cils et empêche les mouvements ordonnés.

Dans de telles zones on ne retrouve plus les membranes phospholipidiques normalement présentes à la surface des microvillosités et entre les cils vibratiles.

◁ Fig. 27:
Disposition du surfactant dans les couches de mucus à la surface de l'épithélium bronchique. Le matériel surfactant alvéolaire refoulé dans la lumière bronchique y adopte une structure partiellement spumeuse apparaissant vésiculeuse en coupe (flèches). Les parcelles de surfactant entourées de membranes phospholipidiques se logent essentiellement entre les cils, au-dessus des microvillosités de l'épithélium bronchique.
Microscopie électronique par transmission.
Gr.: × 4200.

Fig. 28:
Agencement des structures spumeuses de surfactant entre les cils de l'épithélium bronchique. Les vésicules sont individuellement entourées de membranes phospholipidiques contrastées (flèche).
Microscopie électronique par transmission.
Gr.: × 36000.

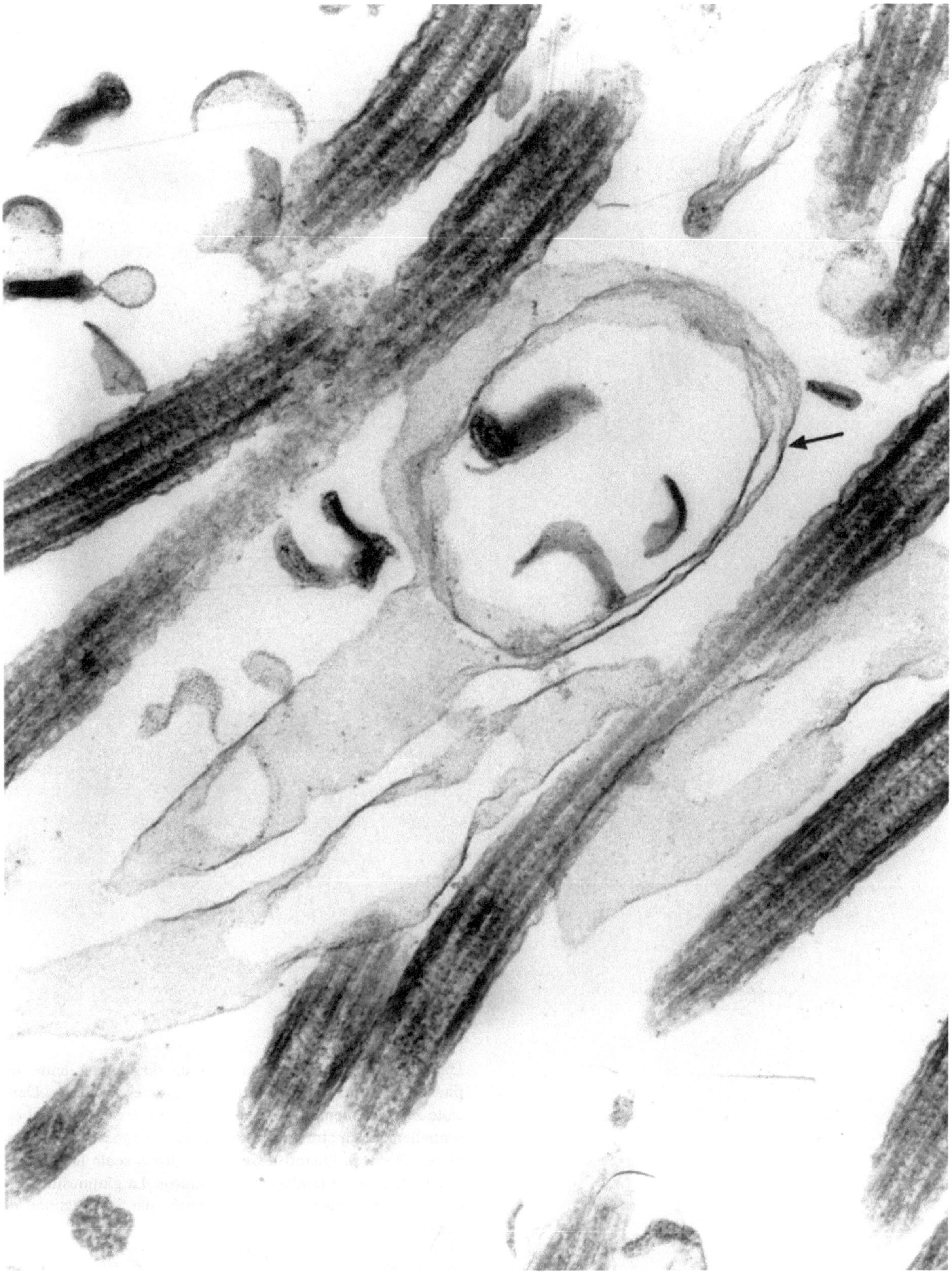

Fig. 29:
Disposition du surfactant à la zone de contact entre les phases sol et gel du mucus dans les grosses bronches. Dans cette zone les membranes phospholipidiques se disposent essentiellement en structures lamellaires allongées parfois stratifiées (flèches). Quand les cils sont droits seule leur pointe touche la base de la phase gel du mucus. La glutinosité de la phase sécrétée visqueuse est diminuée par les fractions de surfactant disposées en strates.
Microscopie électronique par transmission.
Gr.: × 28000.

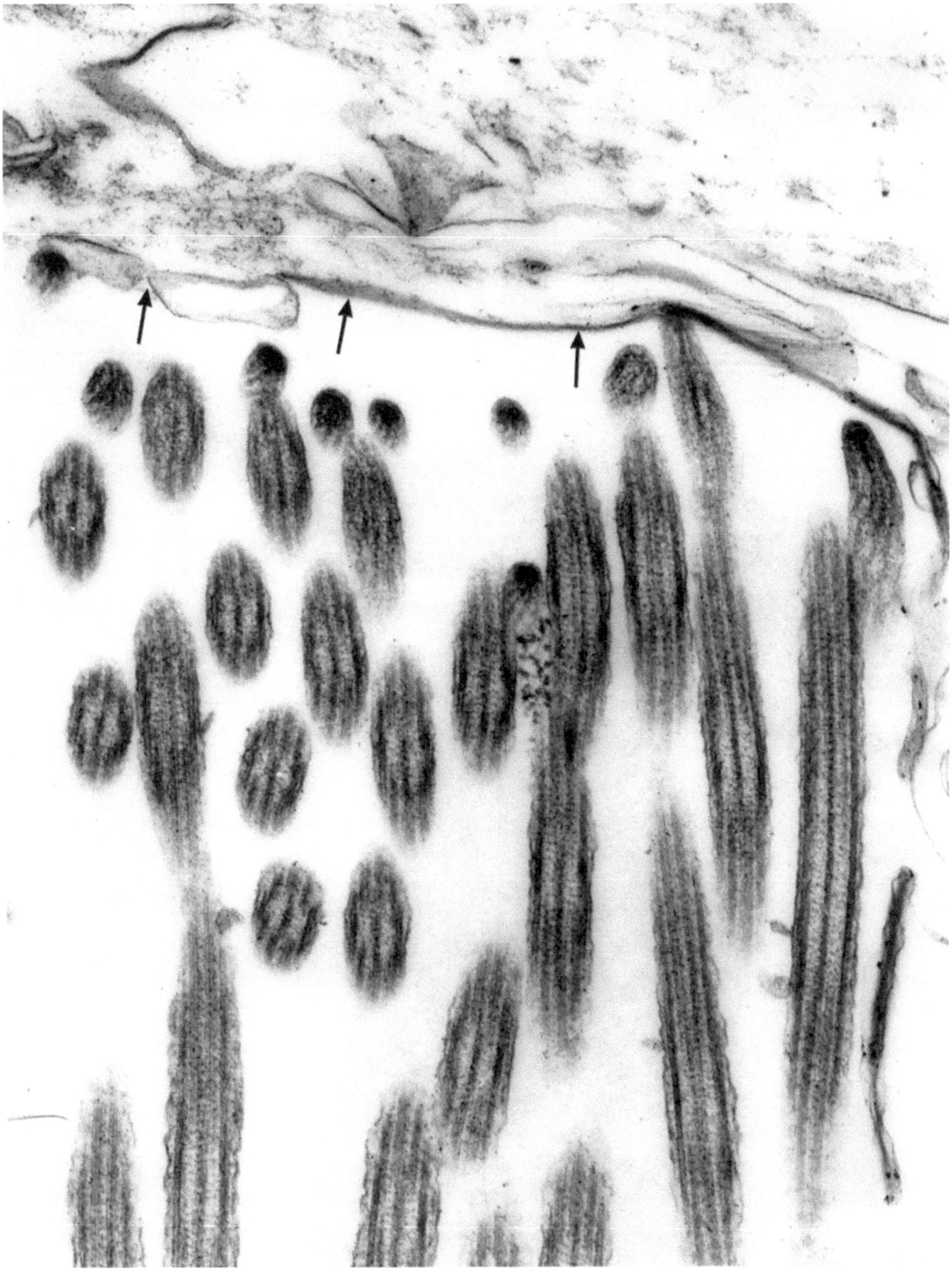

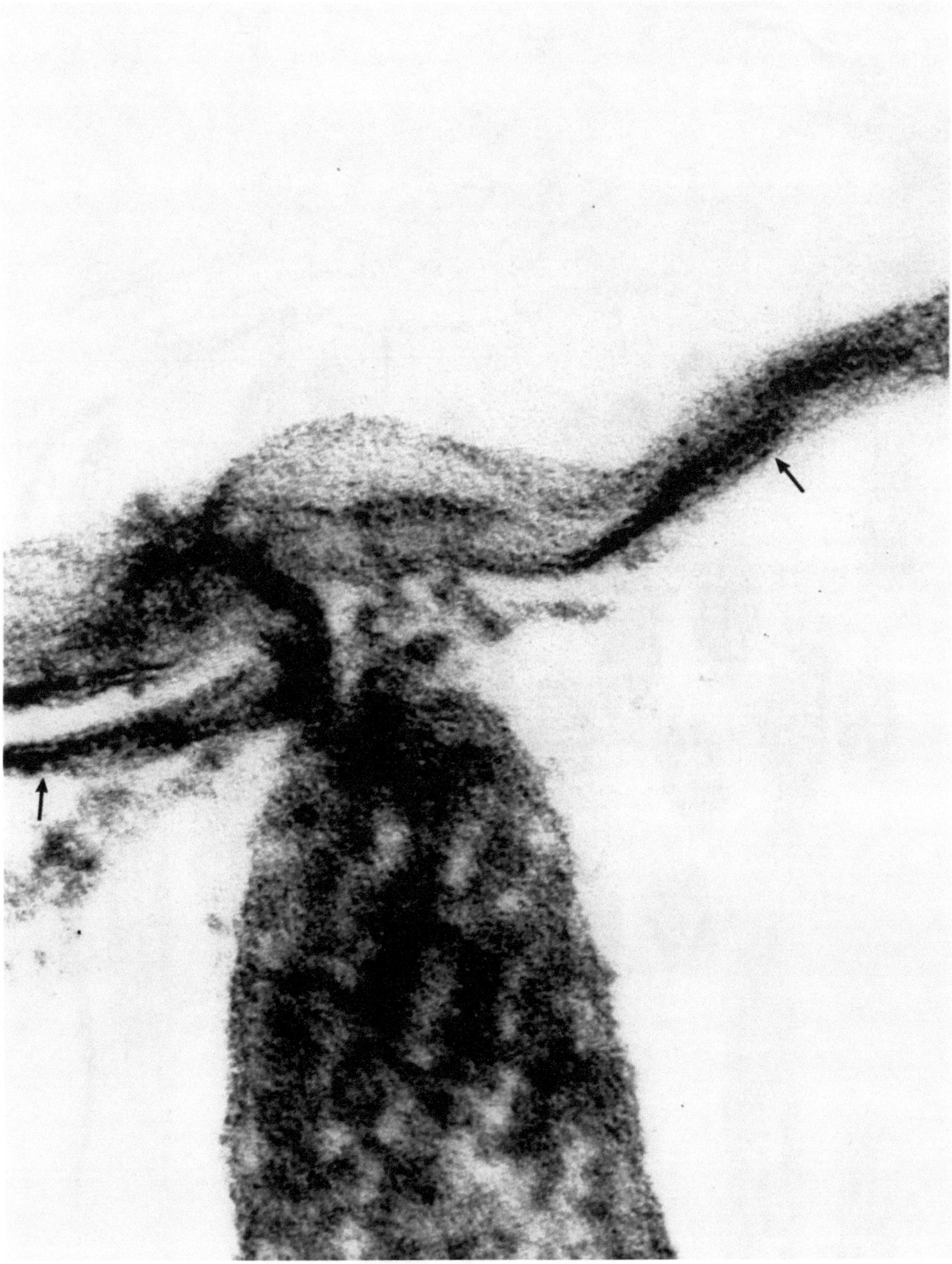

7. Perturbations du système surfactant

7.1. Système surfactant et tabac (figures 31 et 32)

Les études expérimentales et l'analyse de produits de lavage ont montré que le système surfactant est influencé par les composants de la fumée de tabac. On peut constater, chez le fumeur, une réduction de la quantité totale de surfactant (Curti 1981, Finely 1983). On suppose que, lors de la phagocytose des particules inhalées avec la fumée de tabac, celles-ci sont liées à une fraction non négligeable de surfactant alvéolaire. Les particules libres dans les alvéoles sont tout d'abord enveloppées de surfactant, comme c'est le cas dans les pneumoconioses. Lors de la phagocytose, ces fragments de surfactant sont incorporés en même temps que les particules dans le cytoplasme des macrophages, puis partiellement dégradés et éliminés avec les macrophages dans le flux sécrétoire bronchique. On retrouve de façon constante des fractions de surfactant dans les phagolysosomes des macrophages alvéolaires dans le matériel de lavage de fumeurs. On peut déduire de ces données que les fonctions de défense assurées par le surfactant sont en permanence altérées chez le fumeur, d'où la nécessité d'une activation constante de la néosynthèse de surfactant dans les pneumocytes II.

◁ Fig. 30:
Structure des membranes de surfactant à la zone de contact entre les phases sol et gel du mucus. Les membranes phospholipidiques ont une épaisseur de 70 Å et sont constituées d'une substance de fond granuleuse, dense et contrastée (flèches). Au-dessus, se trouve une structure plus claire, floconneuse. Au centre, la pointe d'un cil touche la membrane phospholipidique.
Microscopie électronique par transmission.
Gr.: × 425 000.

Fig. 31:
Partie d'un macrophage dans le matériel de lavage alvéolaire d'un fumeur. A la surface du macrophage, un dessin grossier de microvillosités et de microplis. Dans le cytoplasme, à côté de réticulum endoplasmique et de petites mitochondries, de nombreux phagolysosomes avec des granulations densifiées qui renferment des particules de fumée de tabac.
Microscopie électronique par transmission.
Gr.: × 27 500.

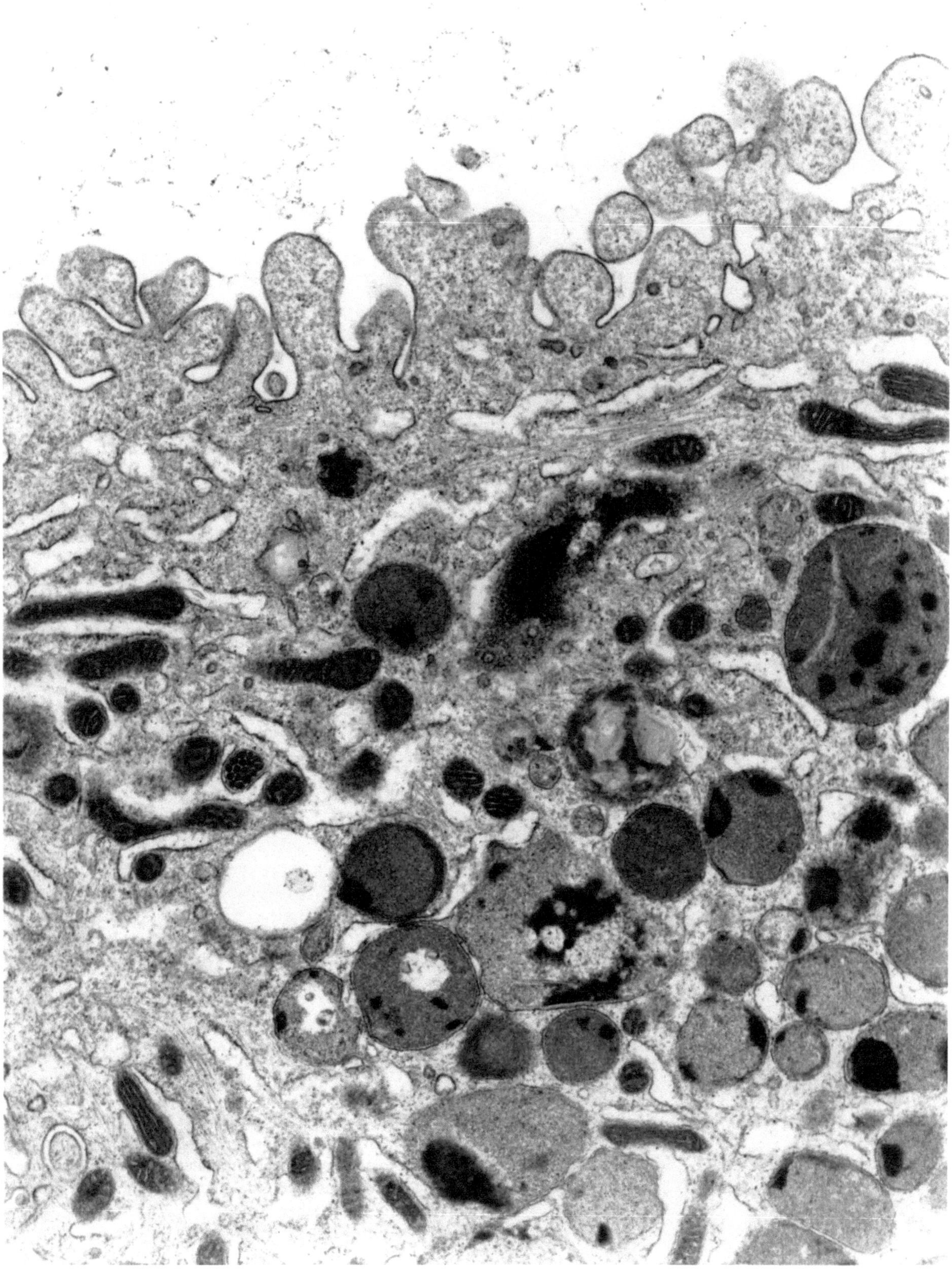

Fig. 32:
Phagolysosomes d'un macrophage dans le matériel de lavage alvéolaire d'un fumeur. Dans le phagolysosome fléché on reconnaît, à fort grossissement, du matériel surfactant disposé en lamelles empilées à côté de complexes granuleux provenant de la fumée de tabac.
Microscopie électronique par transmission.
Gr.: × 87000.

7.2. Syndrome de détresse respiratoire néonatal (IRDS) (figures 33 à 42)

Le syndrome de détresse respiratoire néonatal se développe surtout dans la période périnatale chez le prématuré, pour qui il représente la cause de décès la plus fréquente.

Cliniquement, cette maladie se traduit par une dyspnée sévère avec augmentation de la fréquence respiratoire qui peut atteindre 100 mouvements respiratoires par minute, par un tirage et par une expiration gémissante ou grinçante, en rapport avec un rétrécissement de la glotte. Du fait de l'oxygénation sanguine insuffisante dans un poumon mal ventilé, il se produit une cyanose.

Les résultats expérimentaux et les observations cliniques démontrent que le déficit périnatal en phospholipides actifs de surface dans le poumon représente le point essentiel de la pathogénèse du syndrome de détresse respiratoire néonatal.

Avery et Mead (1959) ont été les premiers à illustrer les relations entre le déficit en surfactant et le syndrome de détresse respiratoire néonatal. Depuis lors, de nombreuses études ont permis de confirmer et d'approfondir ces connaissances. Il a été démontré que le déplissement incomplet des alvéoles après la naissance va de pair avec une teneur diminuée en phospholipides et notamment avec un déficit en dipalmitoylphosphatidylcholine dans le poumon de ces nouveau-nés. Il semble exister une quantité critique de lipides totaux dans les poumons. Lorsque la teneur en phospholipides pulmonaires est inférieure à 80 mg par g de poids sec de poumon, le déplissement des alvéoles à la naissance est impossible; alors survient un syndrome de détresse respiratoire (Robertson 1984).

La quantité de surfactant et sa composition sont dépendantes du degré de maturation pulmonaire. Pendant la période embryonnaire, le matériel surfactant produit dans l'épithélium alvéolaire est en permanence éliminé dans le liquide amniotique où il peut être détecté. Il convient de doser la teneur en dipalmitoylphosphatidylcholine et en phosphatidylglycérol, qui sont des témoins de maturation au cours du développement pulmonaire. Le taux de phospholipides décelable dans le liquide amniotique permet de prévoir le degré de gravité du syndrome de détresse respiratoire.

Les poumons d'enfants décédés au cours d'un syndrome de détresse respiratoire montrent un spectre de modifications histopathologiques en rapport avec le degré de maturation pulmonaire et avec la durée de la maladie. Les alvéoles sont très irrégulièrement déplissés. Dans certains territoires pulmonaires ils ne possèdent aucune lumière. Les bronchioles et les canaux alvéolaires sont dilatés. Les premières modifications tissulaires sont visibles dans les bronchioles terminales et respiratoires. Lorsque le nouveau-né respire, spontanément ou artificiellement, il se développe au bout de quelques mouvements respiratoires, une dilatation des bronchioles avec nécrose épithéliale et desquamation des cellules. Si le processus se prolonge il y a formation de membranes hyalines dans les canaux alvéolaires et les bronchioles. Ces membranes hyalines sont constituées de matériel éosinophile, d'agencement membranaire, qui tapisse de façon régulière les segments bronchiolaires correspondants. Leur structure de base est homogène, partiellement floconneuse. Les membranes hyalines sont principalement constituées de débris cellulaires provenant de l'épithélium nécrosé, mêlés à de la fibrine et à des agrégats lamellaires de matériel surfactant.

Les membranes hyalines représentent une forme aspécifique d'altérations tissulaires au cours du syndrome de détresse respiratoire néonatal; elles sont la conséquence et non la cause du déplissement alvéolaire insuffisant. Des maladies autres que le syndrome de détresse respiratoire peuvent également s'accompagner de la formation de membranes hyalines, par exemple les infections virales ou bactériennes, les processus de type rhumatismal, l'urémie, les lésions par oxygénation et l'inhalation de substances toxiques.

Le syndrome de détresse respiratoire néonatal peut se compliquer du complexe symptomatique de la dysplasie bronchopulmonaire, apparaissant au décours d'une ventilation artificielle prolongée. Il se

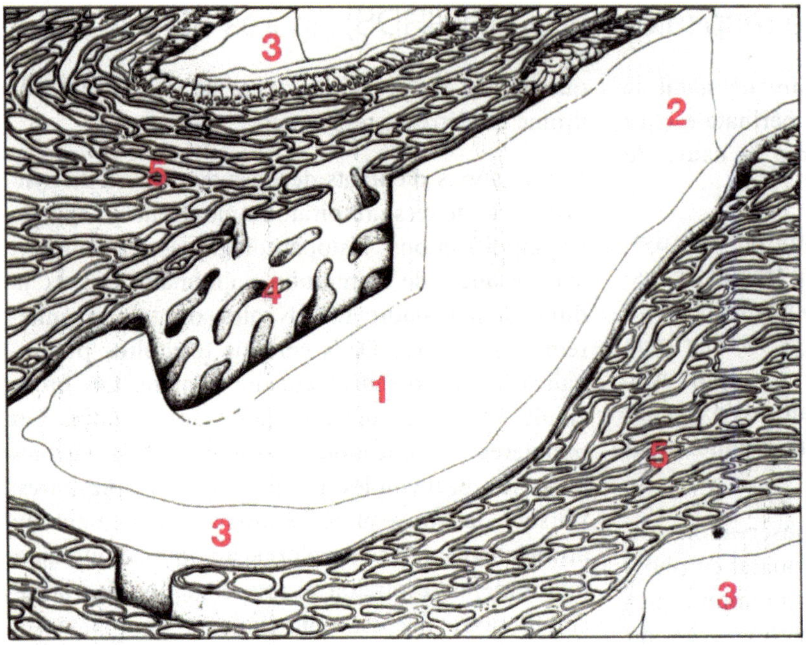

Fig. 33:
Perturbations du système surfactant. Syndrome de détresse respiratoire néonatal. Reproduction tridimensionnelle. Le déficit en agent tensio-actif de surface peut être à l'origine du non déplissement des alvéoles chez le nouveau-né, surtout en cas de prématurité. Les bronchioles et les canaux alvéolaires se dilatent et peuvent être tapissés de membranes hyalines constituées de débris cellulaires et d'agrégats de matériel surfactant.

1 = lumière d'un canal alvéolaire
2 = lumière d'une bronchiole terminale avec nécrose focale de l'épithélium bronchiolaire
3 = membrane hyaline sur coupe
4 = canaux alvéolaires non ouverts
5 = alvéoles non déplissés

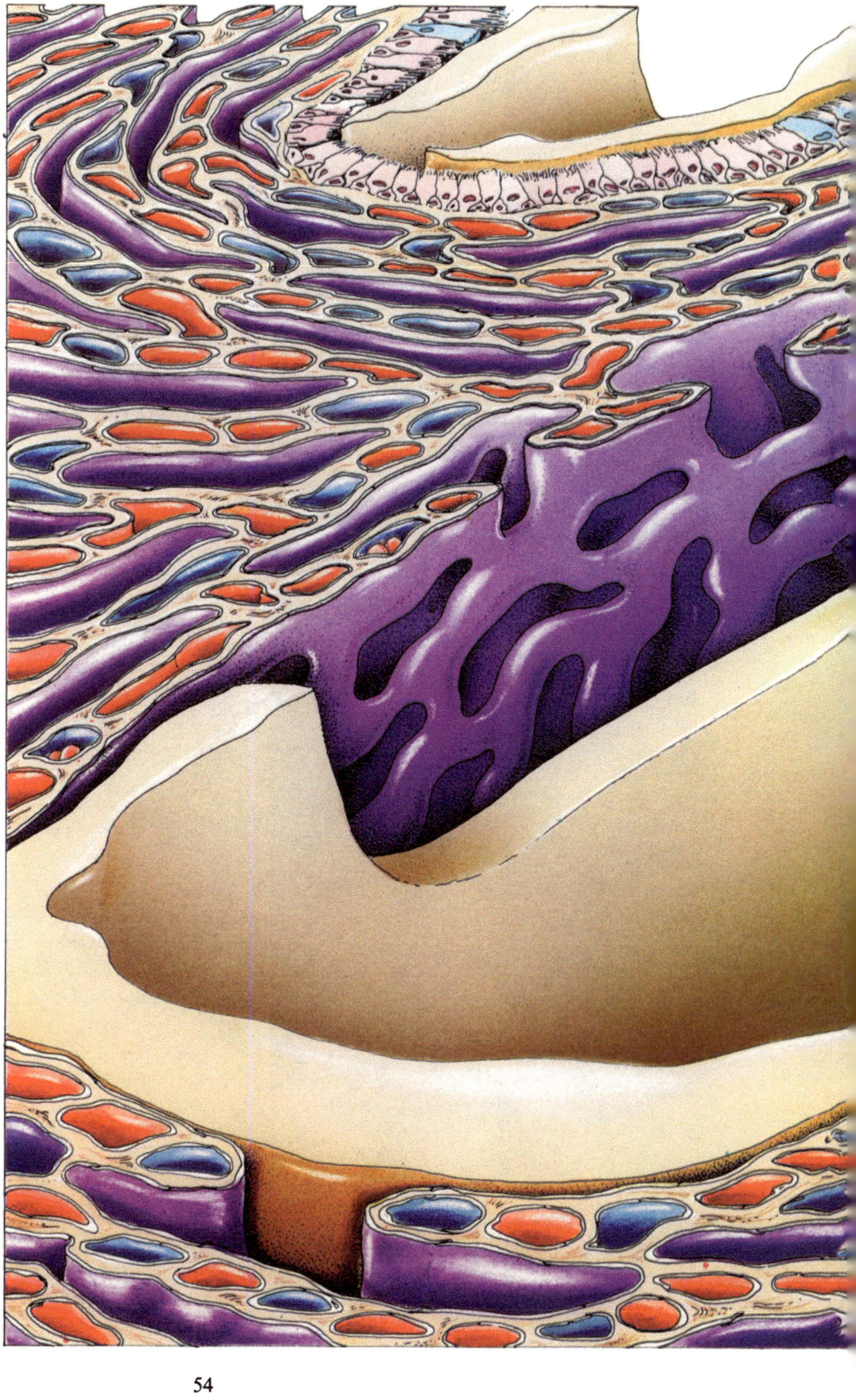

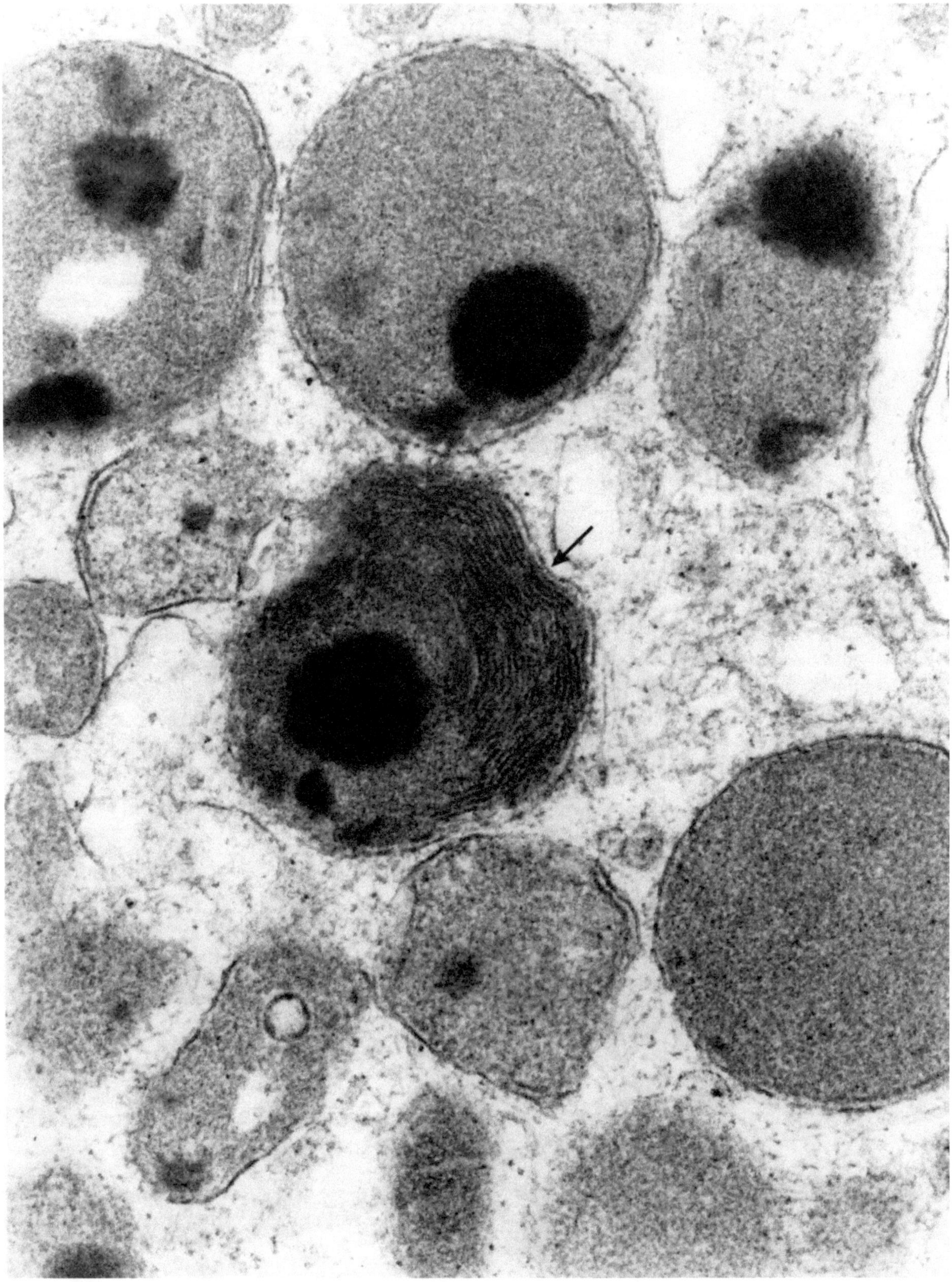

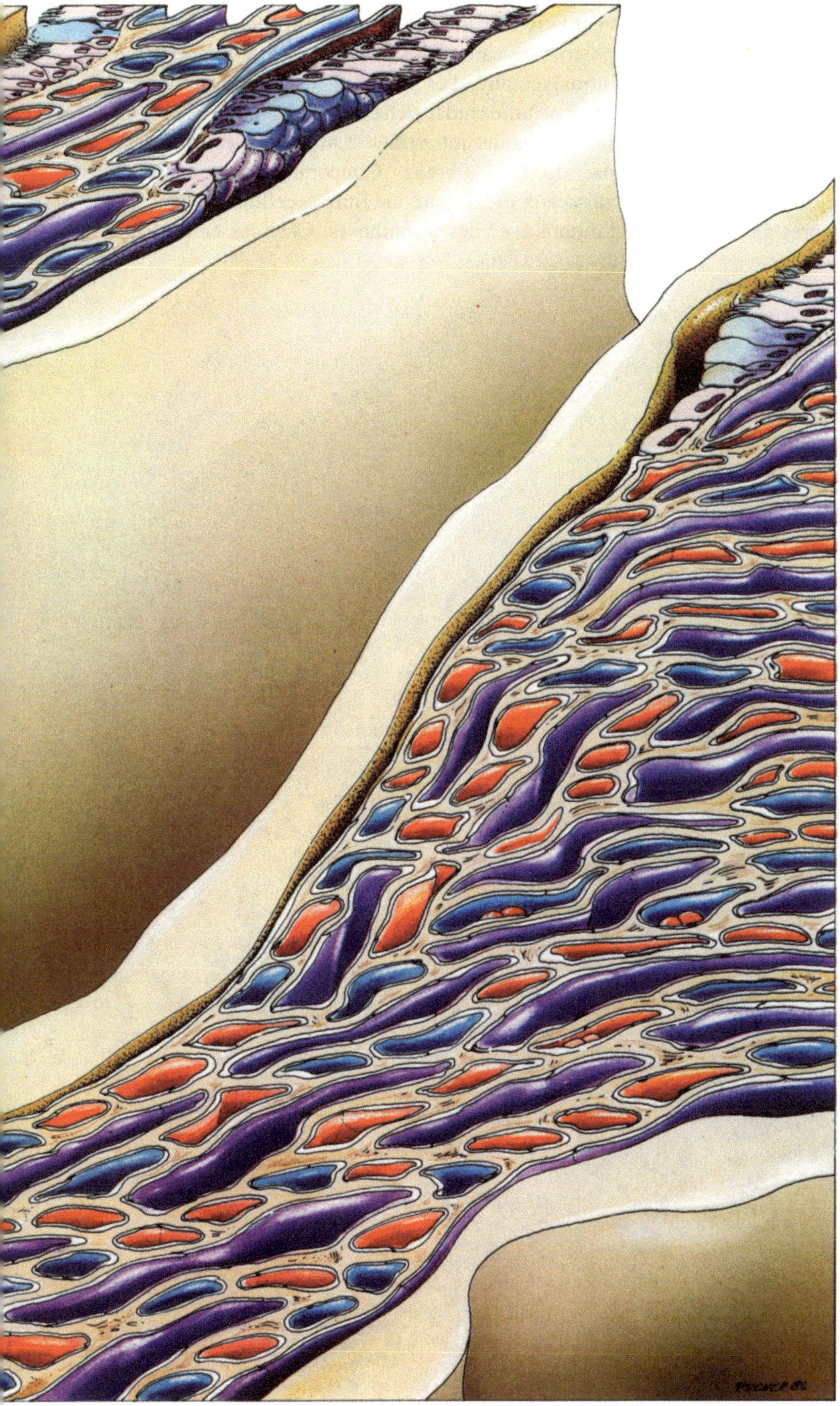

développe une bronchiolite avec fibrose péribronchiolaire évolutive et une métaplasie malpighienne de l'épithélium des bronches moyennes et périphériques. De plus, il se forme une fibrose interstitielle plus ou moins prononcée, d'agencement irrégulier, qui s'accompagne d'une modification architecturale de la structure des alvéoles, en nids d'abeilles. Ces modifications apparaissent déjà après 55 heures de ventilation artificielle (Robertson 1984). La phase précoce se caractérise par un oedème interstitiel et intraalvéolaire. Les ductules alvéolaires sont remplis par un exsudat riche en albumine. En s'organisant, l'exsudat interstitiel et alvéolaire est remplacé par du tissu fibreux. Concomitamment, certains vaisseaux présentent une fibrose cellulaire focale de l'intima avec des thromboses. Chez les enfants qui

Fig. 34:
Syndrome de détresse respiratoire néonatal à la phase précoce. Dans les bronchioles terminales dilatées et dans les canaux alvéolaires surviennent des nécroses du revêtement épithélial. L'épithélium bronchiolaire est partiellement décollé de la lame basale (flèches). A côté, des structures alvéolaires atélectasiées.
Microscopie optique.
Coloration: hématoxyline-éosine.
Gr.: × 120.

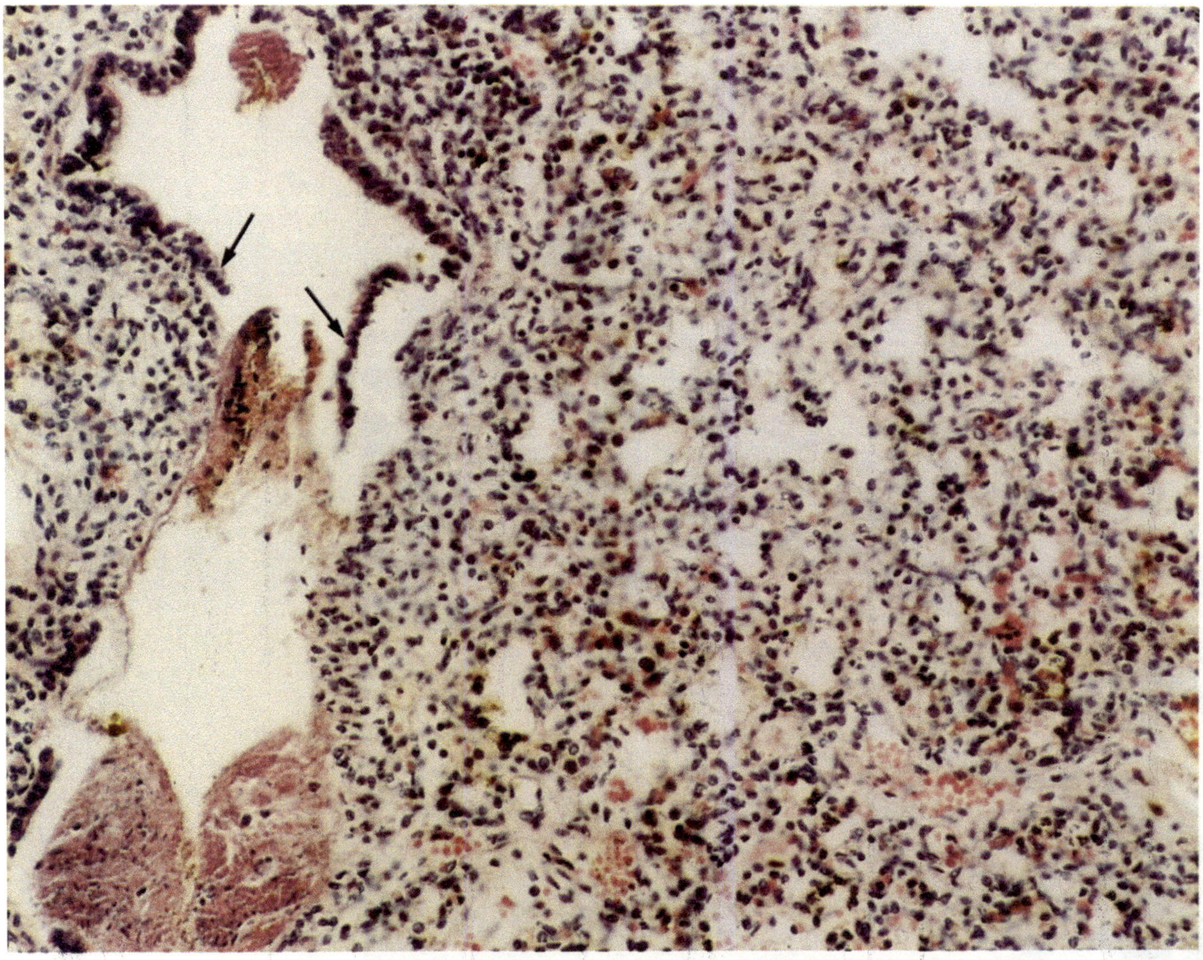

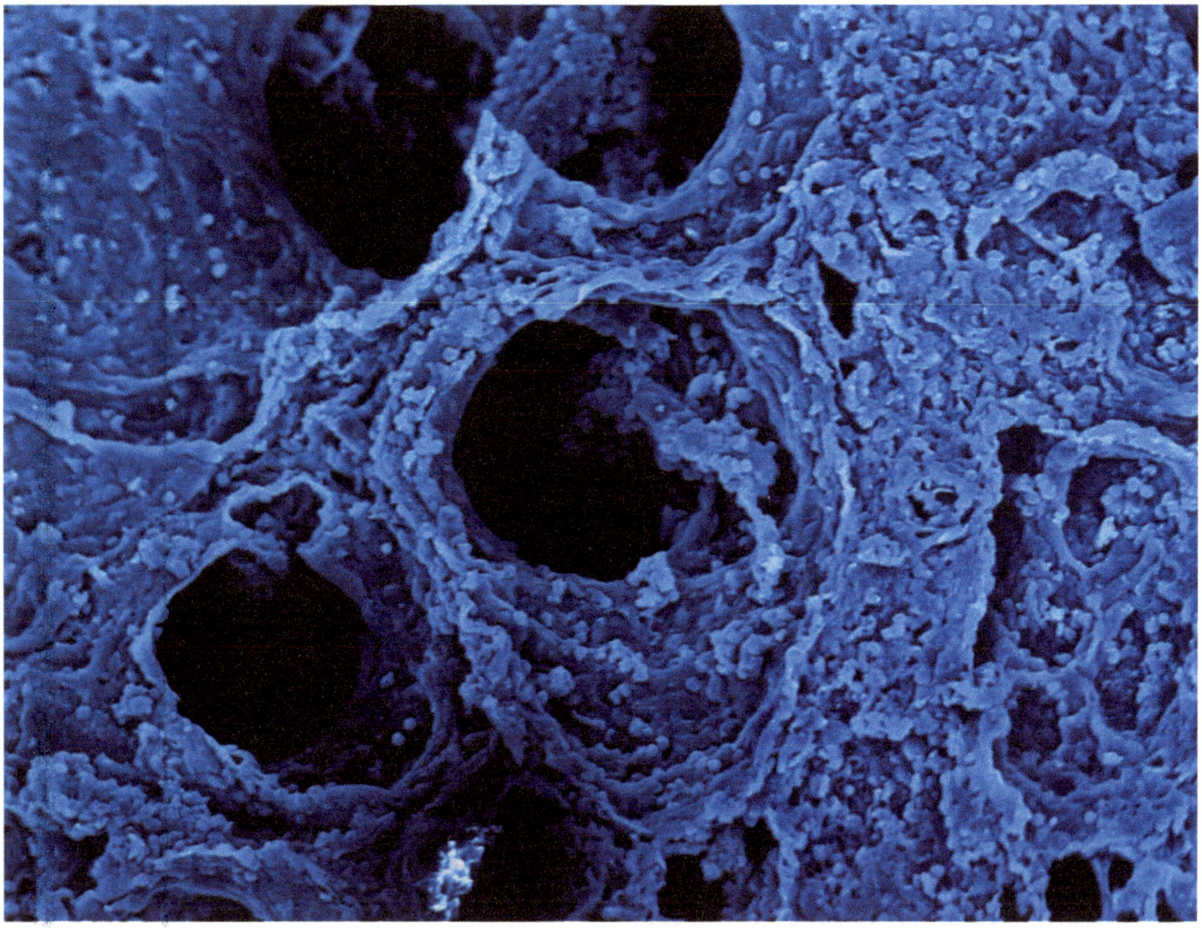

Fig. 35:
Syndrome de détresse respiratoire néonatal. Plan de coupe intéressant des alvéoles plus ou moins déplissés, entourés de septas alvéolaires épais.
Microscopie électronique à balayage.
Gr.: × 190.

survivent un mois ou plus, peut se développer une hypertension pulmonaire.

Les découvertes du rôle fondamental du déficit en surfactant dans la pathogénie du syndrome de détresse respiratoire, de la relation entre le degré de maturation pulmonaire et l'importance du déficit en surfactant, enfin la possibilité d'un diagnostic anténatal, ont abouti ces dernières années à des essais thérapeutiques prometteurs. Ceux-ci reposent d'une part sur une stimulation in utero par des médicaments visant à augmenter la production du surfactant par l'épithélium alvéolaire, d'autre part sur une thérapeutique substitutive à la phase périnatale.

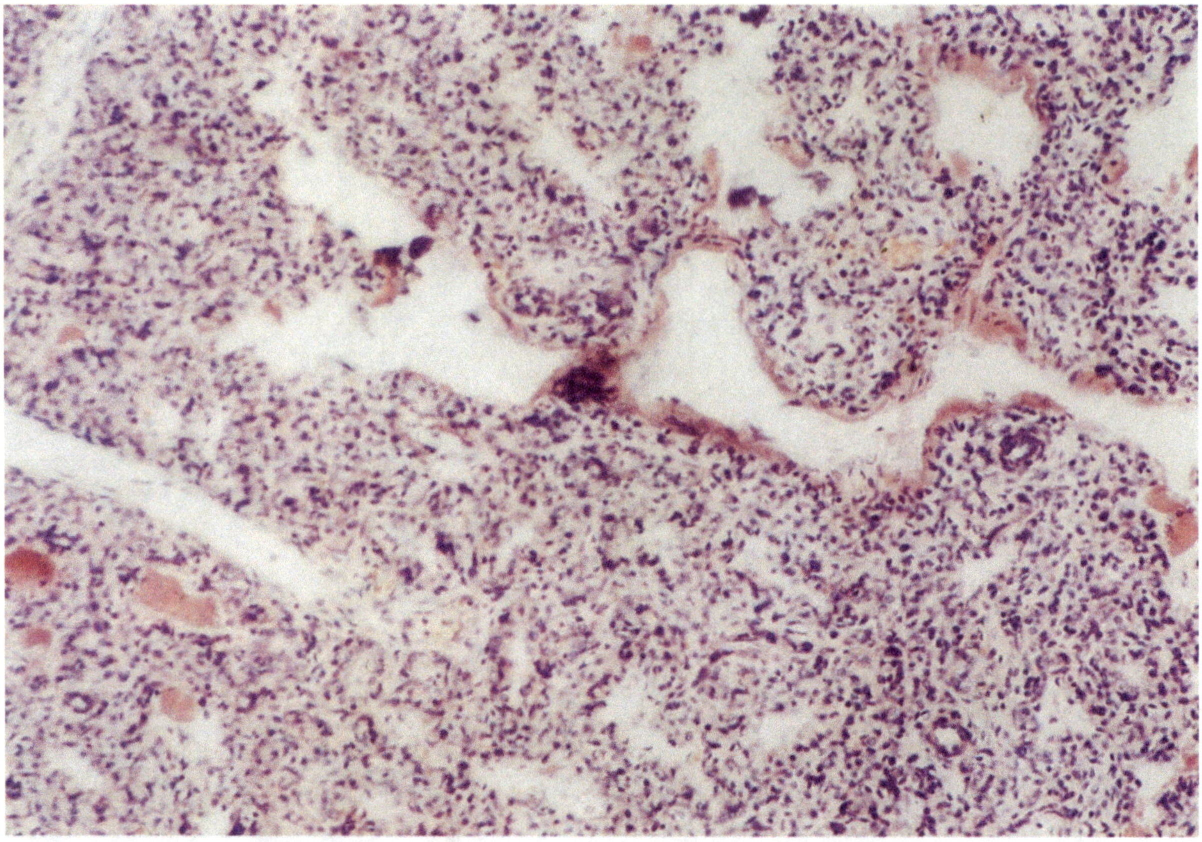

Fig. 36:
Membranes hyalines au cours d'un syndrome de détresse respiratoire néonatal. La bronchiole et le canal alvéolaire vus en coupe tangentielle sont tapissés par du matériel homogène, partiellement floconneux, coloré en rouge par l'éosine.
Microscopie optique.
Coloration: hématoxyline-éosine.
Gr.: × 80.

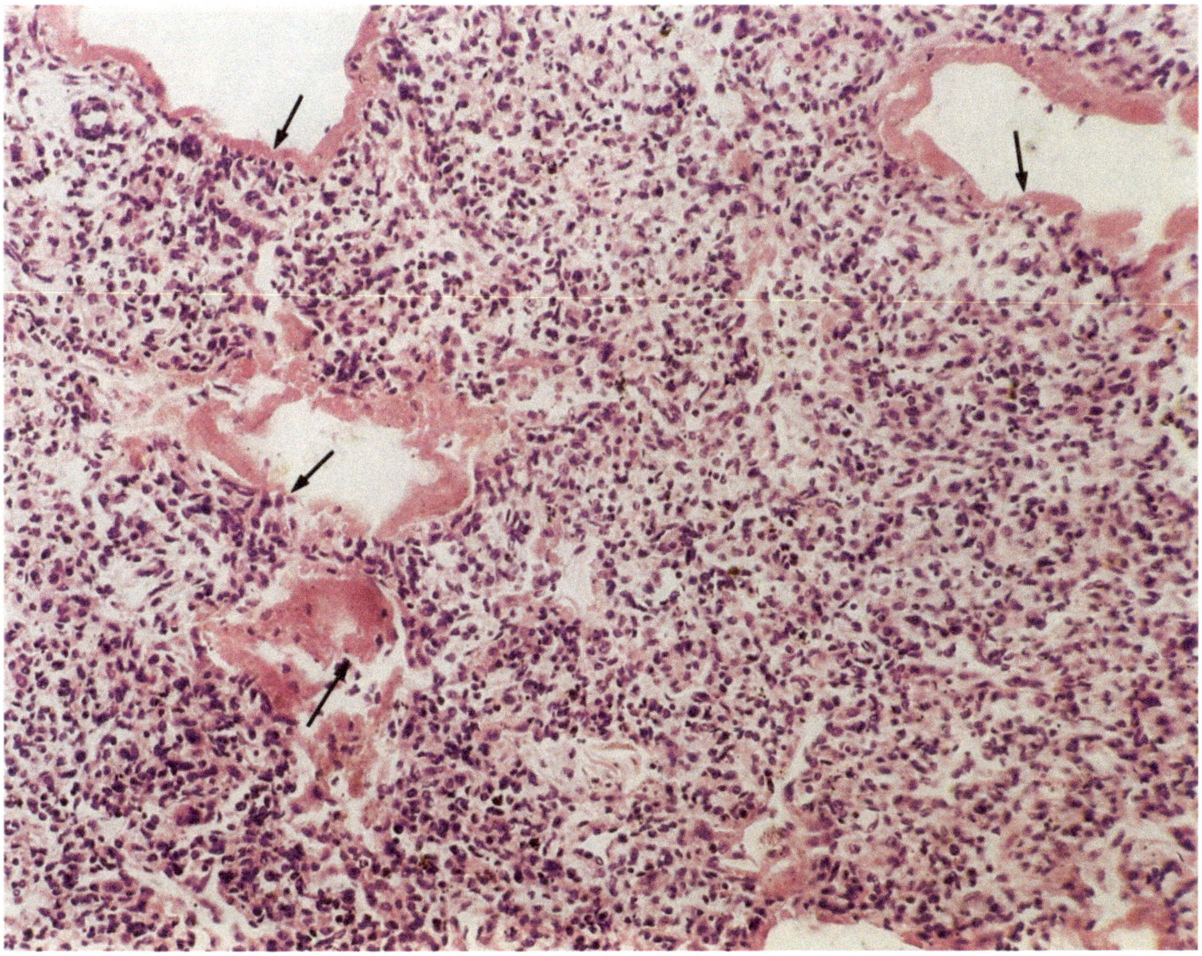

Fig. 37:
Membranes hyalines (flèches) irrégulièrement disposées dans des canaux alvéolaires, à côté de structures alvéolaires toutes atélectasiées, dont les lumières sont fissuraires et virtuelles.
Microscopie optique.
Coloration: hématoxyline-éosine.
Gr.: × 80.

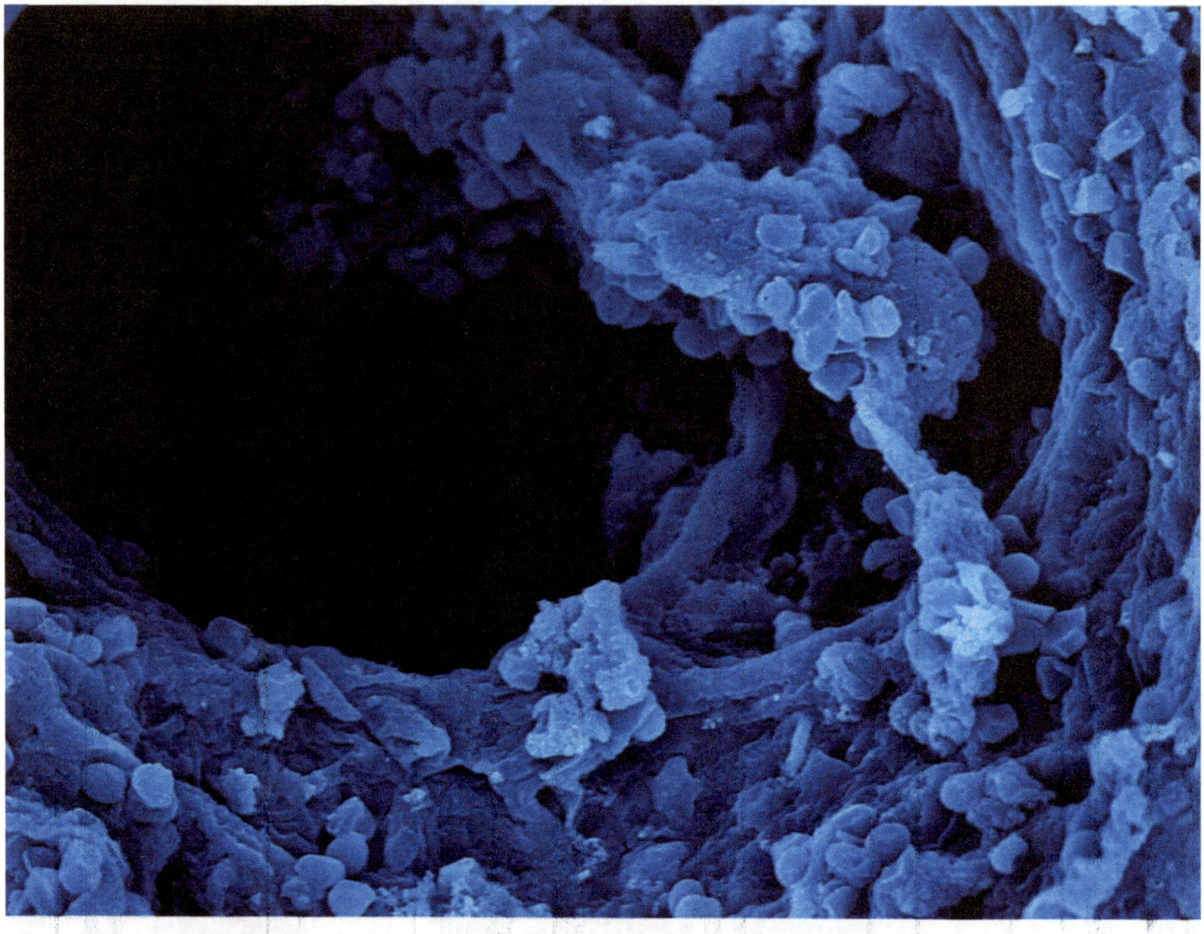

Fig. 38:
Phase précoce de la constitution d'une membrane hyaline dans un canal alvéolaire dilaté au cours d'un syndrome de détresse respiratoire néonatal. Les débris cellulaires s'amassent sous la forme de complexes plus ou moins vastes contre la paroi du canal alvéolaire.
Microscopie électronique à balayage.
Gr.: × 380.

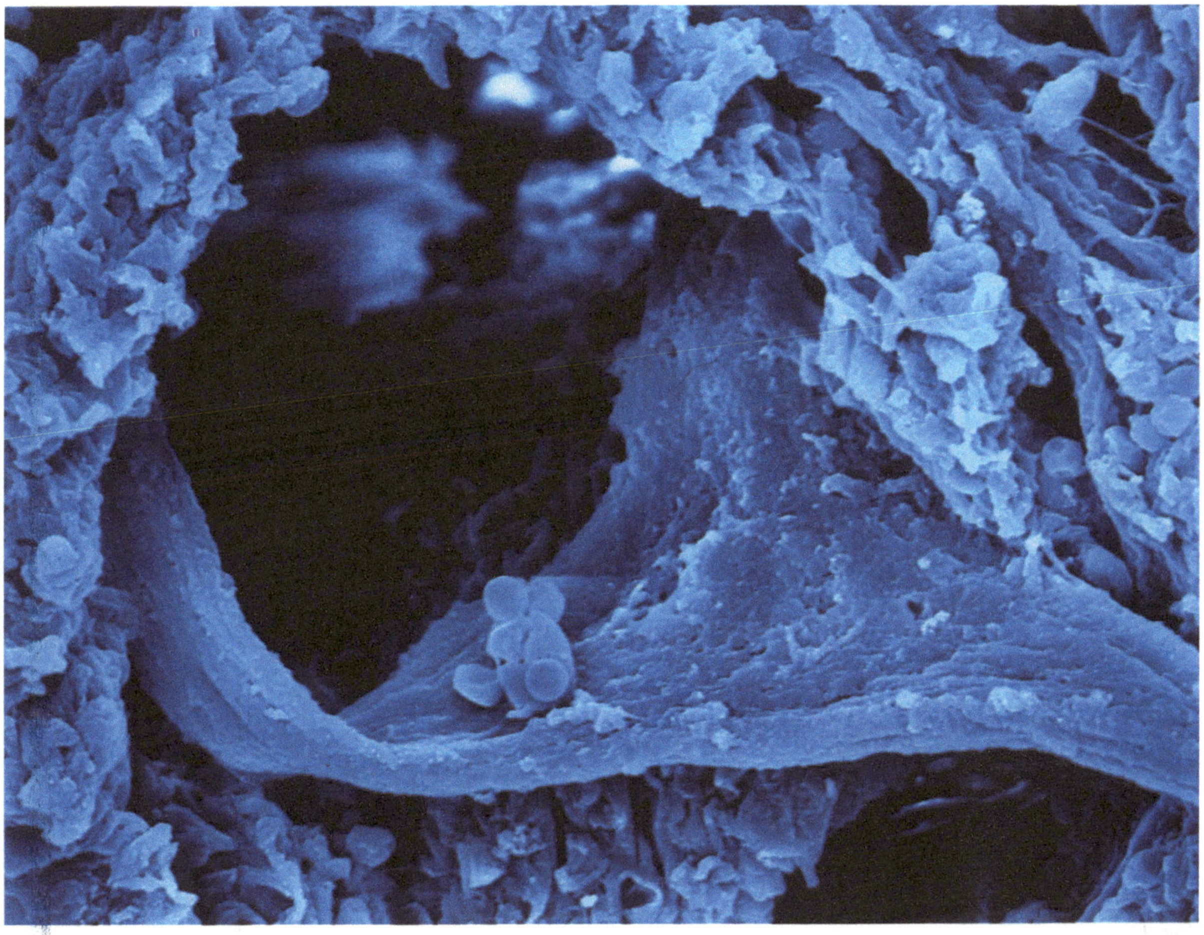

Fig. 39:
Membranes hyalines constituées, dans un canal alvéolaire au cours d'un syndrome de détresse respiratoire néonatal. Les structures membranaires formées de débris cellulaires tapissent la lumière du canal.
Microscopie électronique à balayage.
Gr.: × 390.

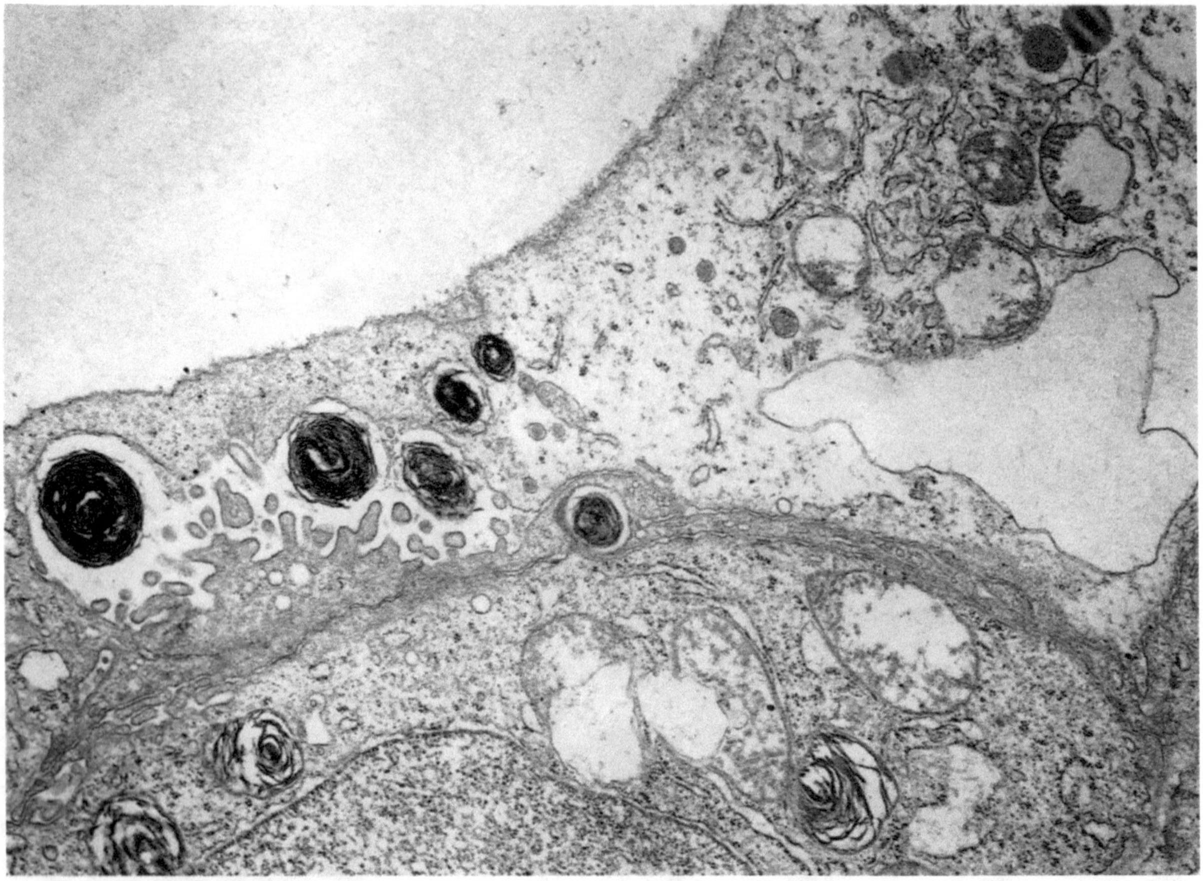

Fig. 40:
Coupe d'une membrane hyaline dans un canal alvéolaire. La substance de fond de la membrane hyaline est constituée de débris de structures cytoplasmiques telles des mitochondries ou du réticulum endoplasmique. Par ailleurs, des agrégats lamellaires de matériel surfactant.
Microscopie électronique par transmission.
Gr.: × 16000.

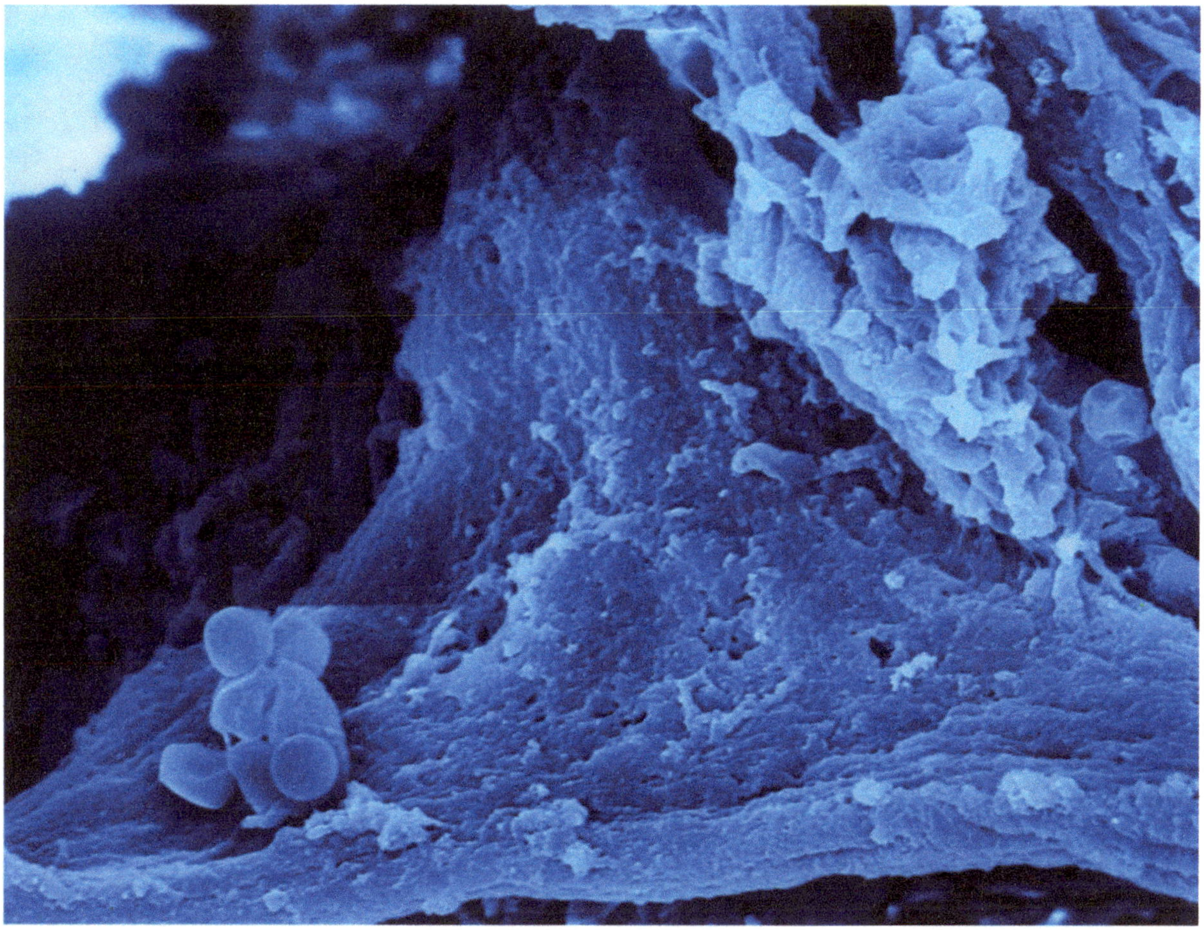

Fig. 41:
Membrane hyaline constituée d'une substance de fond amorphe disposée à la surface de l'épithélium d'un canal alvéolaire. Au-dessus des membranes, un amas d'érythrocytes témoignant de suffusions sanguines intraalvéolaires.
Microscopie électronique à balayage.
Gr.: × 430.

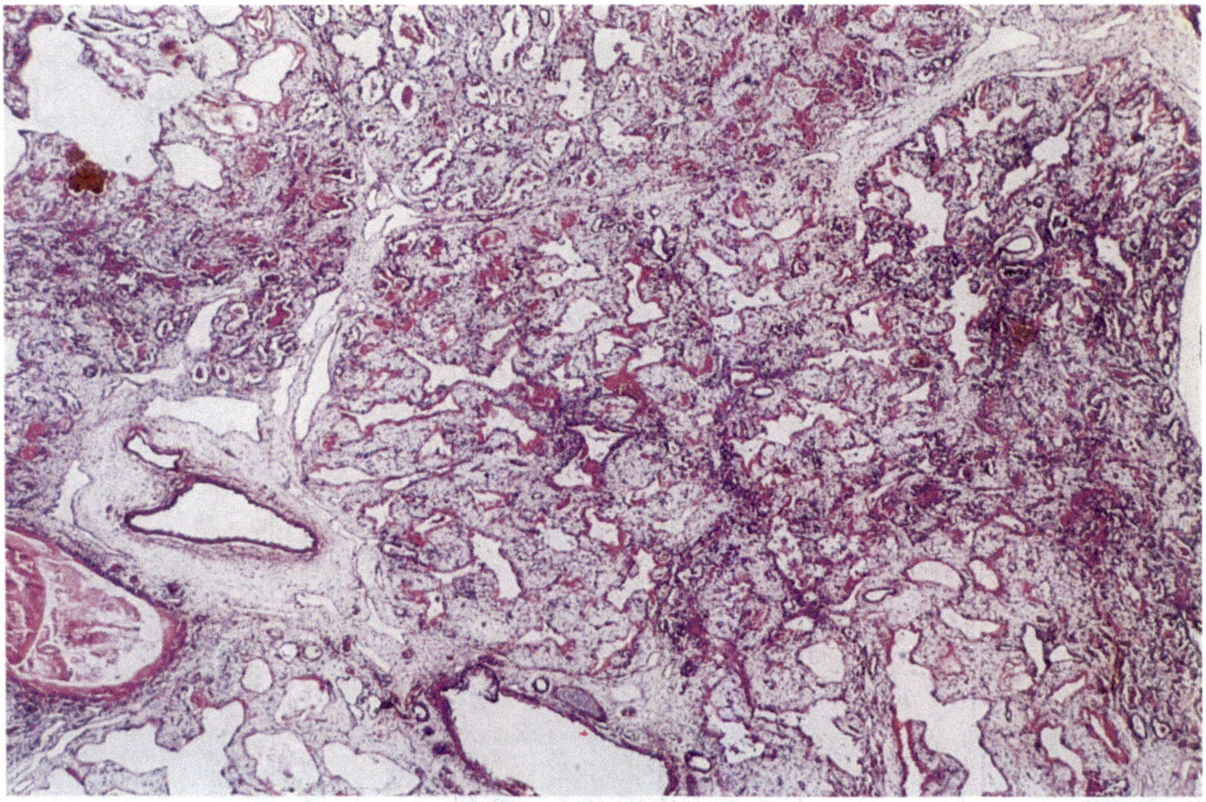

Fig. 42:
Stade avancé d'un syndrome de détresse respiratoire chez un prématuré, après quatre semaines de ventilation assistée. Les alvéoles et les canaux alvéolaires sont plus ou moins déplissés et les septas épaissis par une fibrose interstitielle marquée. Les bronchioles et les bronches sont larges (cliniquement: dysplasie bronchoalvéolaire).
Microscopie optique.
Coloration: hématoxyline-éosine.
Gr.: × 60.

7.3. Syndrome de détresse respiratoire de l'adulte (ARDS) (figures 43 à 54)

De nombreux patients hospitalisés en service de réanimation médicale pour des états de choc d'étiologie variée présentent des complications pulmonaires. Outre des pneumonies, on peut voir des tableaux complexes associant dyspnée, tachypnée, hypoxémie et diminution de la compliance avec des images radiologiques d'infiltrats diffus bilatéraux. Ce complexe symptomatique est désigné sous le terme de syndrome de détresse respiratoire de l'adulte ou ARDS «adult respiratory distress syndrom». Les perturbations peuvent être déclenchées par différentes maladies fondamentales au cours desquelles surviennent des troubles de la régulation respiratoire, une atteinte fonctionnelle des voies respiratoires ou des modifications du système alvéolaire pulmonaire.

Des examens cliniques et des études expérimentales montrent des relations intimes entre le syndrome de détresse respiratoire de l'adulte et celui du nouveau-né. Dans les deux cas, le facteur pathogénique essentiel est la perturbation du système surfactant pulmonaire, qui conduit à une atélectasie.

Les modifications histologiques visibles à la phase initiale du syndrome de détresse respiratoire de l'adulte sont peu caractérisées. Des polynucléaires s'amassent dans les artérioles, ainsi que du matériel granuleux dont les colorations spéciales montrent qu'il s'agit de fibrine et d'agrégats plaquettaires. Il se forme des plages d'oedème et des suffusions hémorragiques dans les septas et dans les lumières alvéolaires. Le poumon augmente de poids et des membranes hyalines se développent dans les alvéoles et les canaux alvéolaires. Il s'agit de matériel homogène, le plus souvent disposé en strates, qui recouvre les canaux alvéolaires dilatés et les alvéoles parfois à la manière d'un tapis. Entre le 4ème et le 5ème jour suivant le début de la maladie, des modifications infectieuses apparaissent dans les alvéoles.

A la phase précoce, l'interstice alvéolaire renferme de l'oedème qui, en microscopie électronique, dissocie la structure des fibrilles collagènes. Des flaques d'oedème plus ou moins larges s'insinuent entre l'endothélium capillaire et le revêtement épithélial alvéolaire et diffusent à travers la lame basale de l'épithélium alvéolaire. Les zones jonctionnelles entre les cellules épithéliales alvéolaires s'ouvrent et le liquide d'oedème pénètre dans la lumière alvéolaire en décollant le film surfactant étalé à la surface des membranes cellulaires. Alors le film surfactant monomoléculaire se transforme en une couche spumeuse renfermant des structures de taille variée entourées d'une membrane phospholipidique contrastée.

Le stade avancé de l'évolution se caractérise par une prolifération de fibroblastes avec néoformation de fibres collagènes. Dans le mois suivant le début de l'atteinte, le parenchyme pulmonaire présente des cicatrices étendues et une transformation kystique de la structure alvéolaire.

Les altérations des capillaires pulmonaires sont établies par toute une série d'examens. Elles sont liées à l'activation du complément en réponse à de nombreuses pathologies fondamentales telles les infections, les traumatismes et d'autres facteurs prédisposants. En particulier, la libération de C5A déclenche dans le poumon l'agrégation intravasculaire de leucocytes. Les agrégats de polynucléaires neutrophiles produisent des radicaux oxydants toxiques qui provoquent des lésions de l'endothélium. Les polynucléaires neutrophiles libèrent des protéases qui détruisent les fibres collagènes. L'élastine et la fibronectine libérées entretiennent le processus inflammatoire local par lyse des protéines plasmatiques circulantes, y compris du facteur Hagemann, du fibrinogène et du complément.

De surcroît, les antiprotéases pulmonaires sont bloquées par des radicaux oxydants et par l'hyperoxygénation thérapeutique qui est de règle. On admet que la gravité des altérations pulmonaires est nettement dépendante des modifications de la coagulation sanguine consécutives, avec apparition de

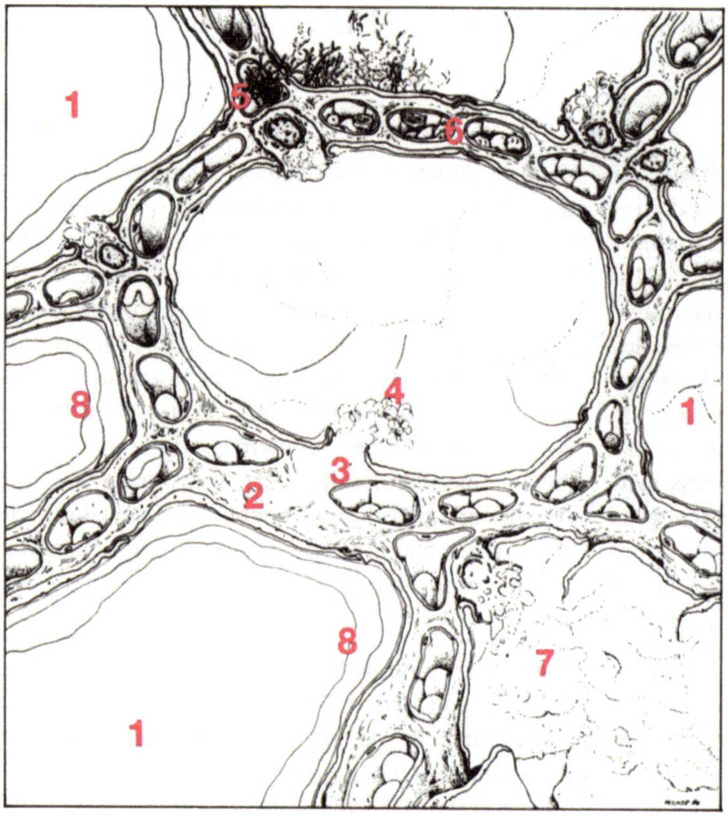

Fig. 43:
Facteurs pathogéniques dans le syndrome de détresse respiratoire de l'adulte. Reproduction tridimensionnelle.
A la phase initiale de la réaction il y a un oedème interstitiel. Le liquide d'oedème se déverse dans la lumière alvéolaire au travers de fentes de l'épithélium alvéolaire. Ce faisant, il décolle la fraction de surfactant étalée qui prend un aspect spumeux. Il en résulte une dystélectasie (dysfonction de l'extension) et finalement une atélectasie des alvéoles. Les stades avancés de la réaction se caractérisent par une nécrose de l'épithélium alvéolaire, des thromboses des capillaires alvéolaires et la formation de membranes hyalines.
1 = alvéoles
2 = oedème interstitiel
3 = passage de l'oedème dans les alvéoles
4 = transformation spumeuse du surfactant
5 = thromboses fibrinoïdes dans les capillaires alvéolaires
6 = amas de leucocytes dans les capillaires alvéolaires
7 = nécroses de l'épithélium alvéolaire
8 = membranes hyalines dans les alvéoles

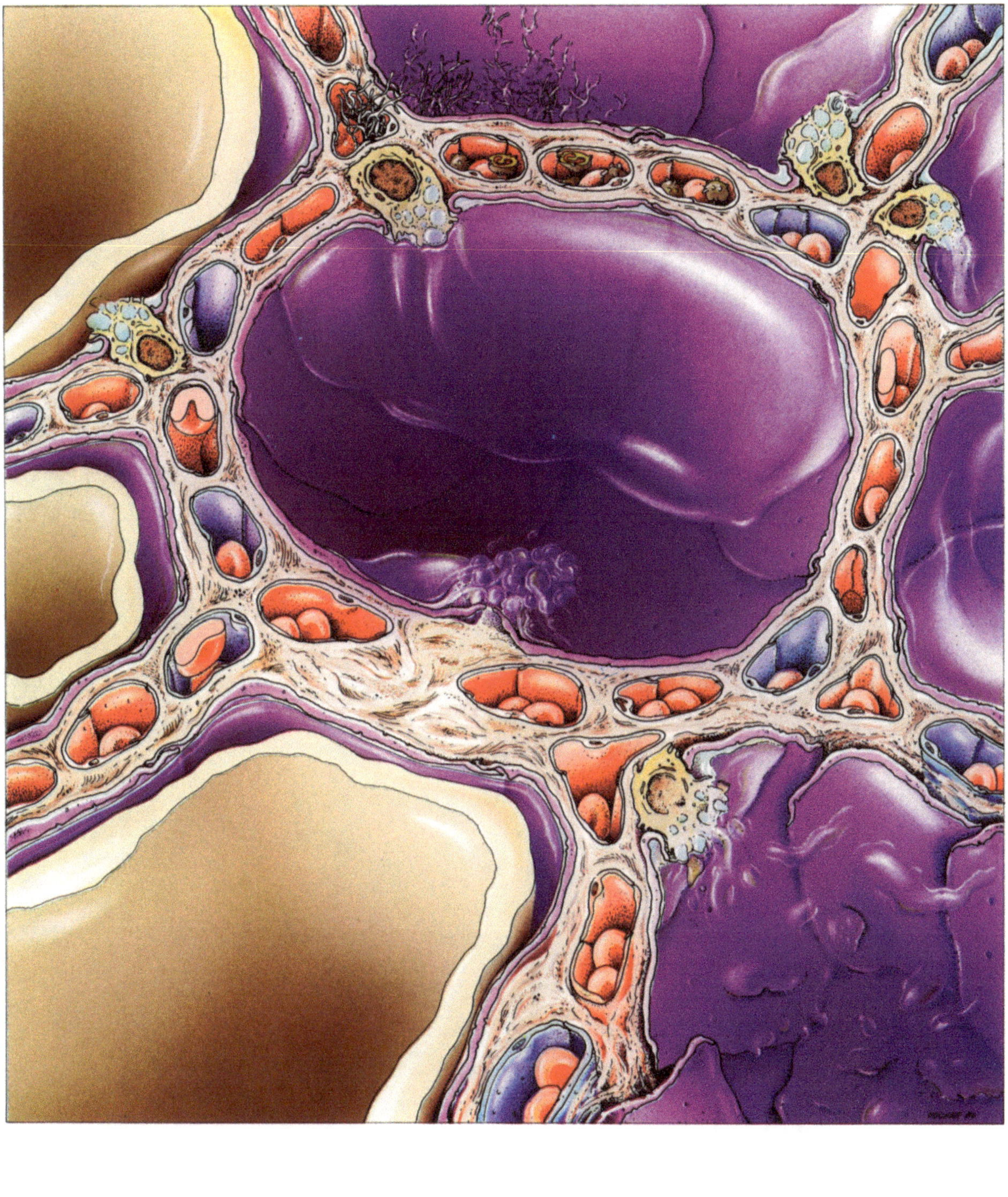

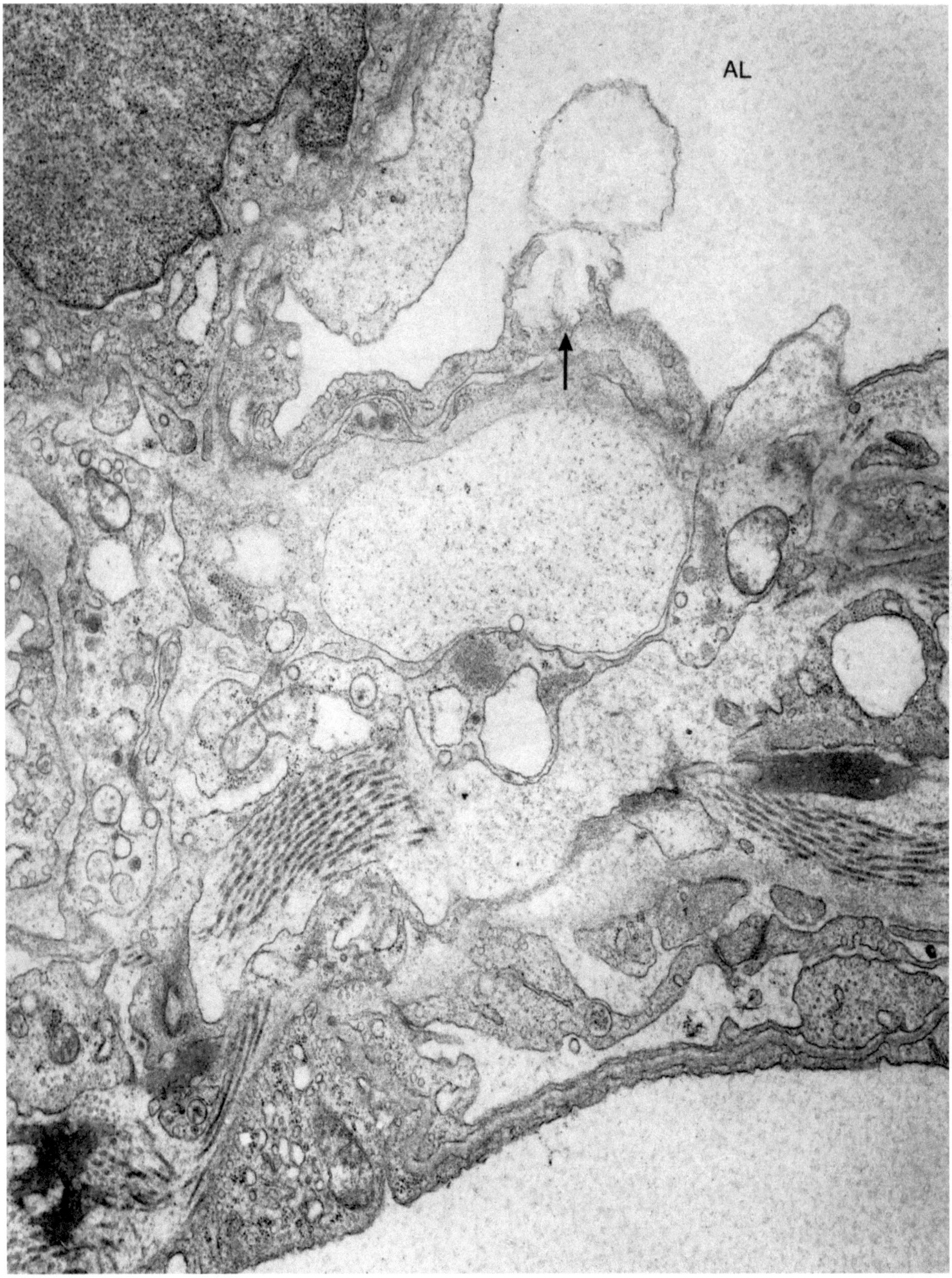
AL

microthromboses. Par ailleurs, des substances localement libérées telles des amines vasoactives (histamine, sérotonine, kinines et catécholamine) des immuns complexes, des lymphokines et des lymphotoxines participent vraisemblablement à ce processus complexe. L'augmentation de la perméabilité capillaire, associée aux altérations de l'épithélium alvéolaire, peut aboutir à une destruction du système surfactant par différents mécanismes:

1. Elimination de surfactant par le flux sanguin.
2. Transformation du film surfactant en une structure spumeuse.
3. Perturbation de la synthèse de surfactant par lésion directe des pneumocytes II.
4. Hypoxémie, acidose et diminution de la perfusion pulmonaire

Indépendamment des mécanismes pathogéniques, les perturbations du système surfactant provoquent une diminution de l'expansivité pulmonaire, avec augmentation du travail respiratoire et de la consommation d'oxygène par les muscles respiratoires. D'autres conséquences sont le collapsus alvéolaire, l'atélectasie et un transsudat de plasma sanguin dans les lumières alvéolaires, qui va gêner les échanges gazeux.

Des observations cliniques et expérimentales, notamment celles de Lachmann et collaborateurs (1983 et 1984) ont démontré que l'évolution du ARDS peut être influencée par des modulations de la ventilation artificielle et par la substitution de surfactant ou par l'activation de la synthèse du surfactant.

Des investigations cliniques et expérimentales montrent que le syndrome de détresse respiratoire de l'adulte est un complexe symptomatique multifactoriel dans lequel les modifications de la perméabilité des capillaires alvéolaires et les altérations du système surfactant pulmonaire se trouvent au premier plan.

◁ Fig. 44:
Oedème interstitiel à la phase précoce d'un syndrome de détresse respiratoire de l'adulte. Les fibres collagènes qui constituent la charpente pulmonaire sont dissociées par l'oedème. Des flaques d'oedème décollent les cellules endothéliales capillaires de la lame basale. L'oedème interstitiel passe dans la lumière alvéolaire (AL) par des ouvertures au niveau des zones de contact entre les cellules épithéliales (flèche).
Microscopie électronique par transmission.
Gr.: × 12000.

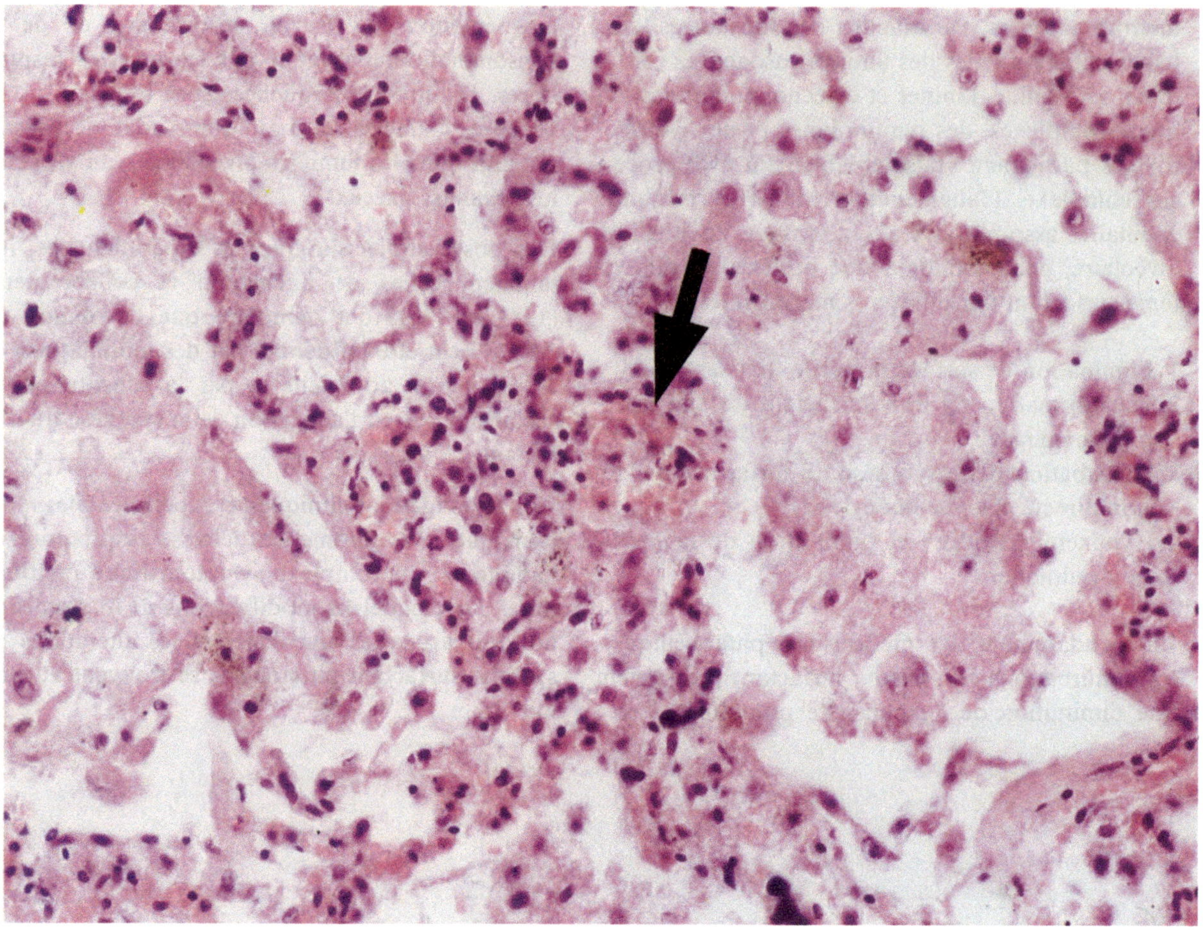

Fig. 45:
Formation de thromboses fibrinoïdes dans les capillaires alvéolaires au cours d'un syndrome de détresse respiratoire de l'adulte (flèche). Dans la lumière alvéolaire, des nécroses de l'épithélium et des dépôts fibrineux plus ou moins denses.
Microscopie optique.
Coloration: hématoxyline-éosine.
Gr.: × 120.

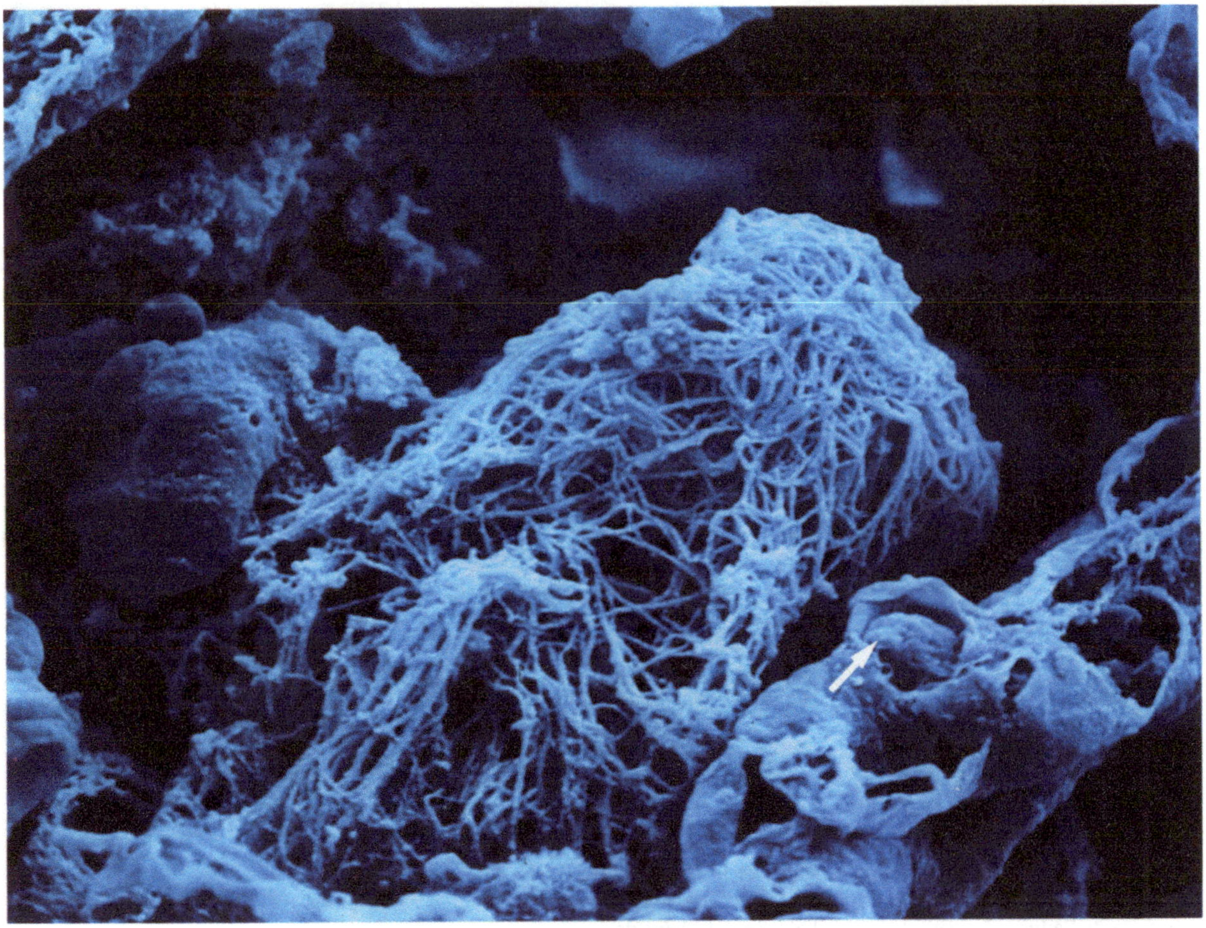

Fig. 46:
Vue dans un alvéole au cours d'un syndrome de détresse respiratoire de l'adulte. Formation d'un bouchon de fibrine dans la lumière alvéolaire. Dans le septum alvéolaire, une thrombose fibrinoïde intracapillaire (flèche).
Microscopie électronique à balayage.
Gr.: × 970.

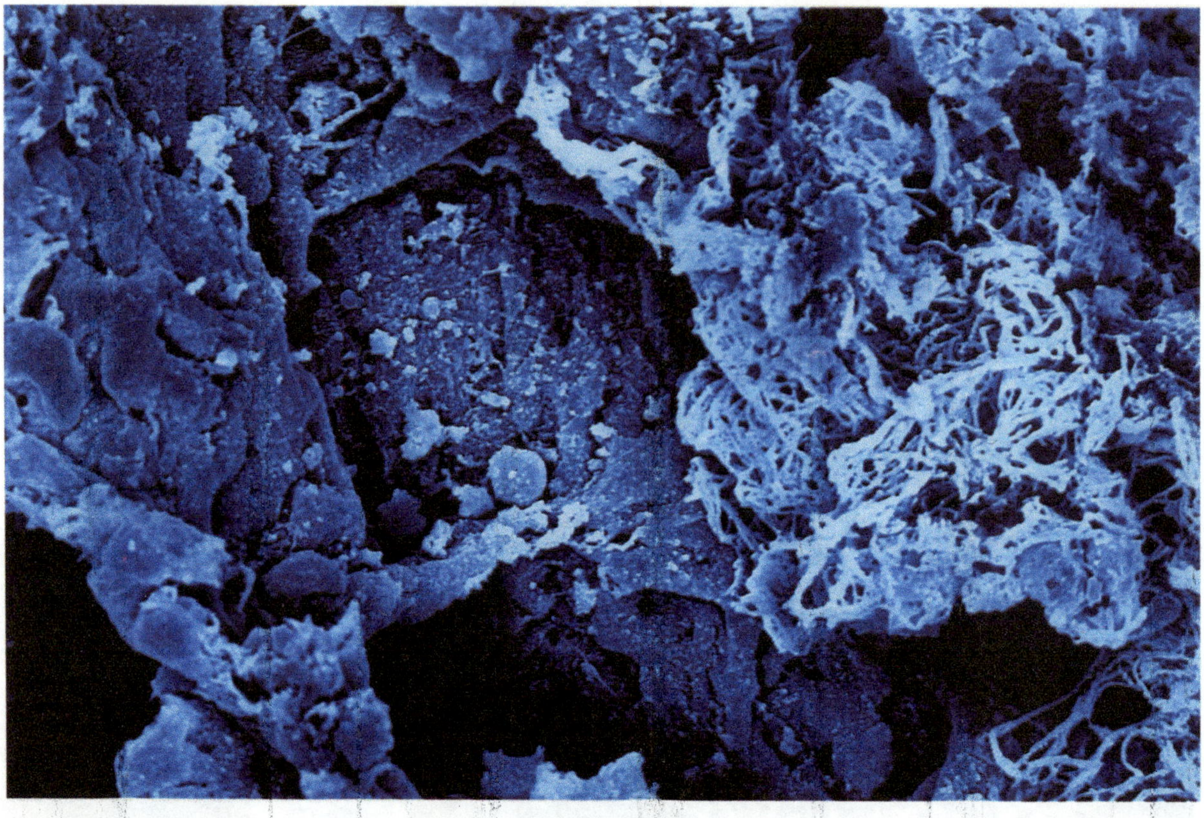

Fig. 47:
Nécroses de l'épithélium alvéolaire et dépôts de fibrine dans la lumière alvéolaire au cours d'un syndrome de détresse respiratoire de l'adulte. Les cellules épithéliales se détachent de la lame basale et apparaissent dans la lumière alvéolaire sous la forme de matériel granuleux amorphe.
Microscopie électronique à balayage.
Gr.: × 180.

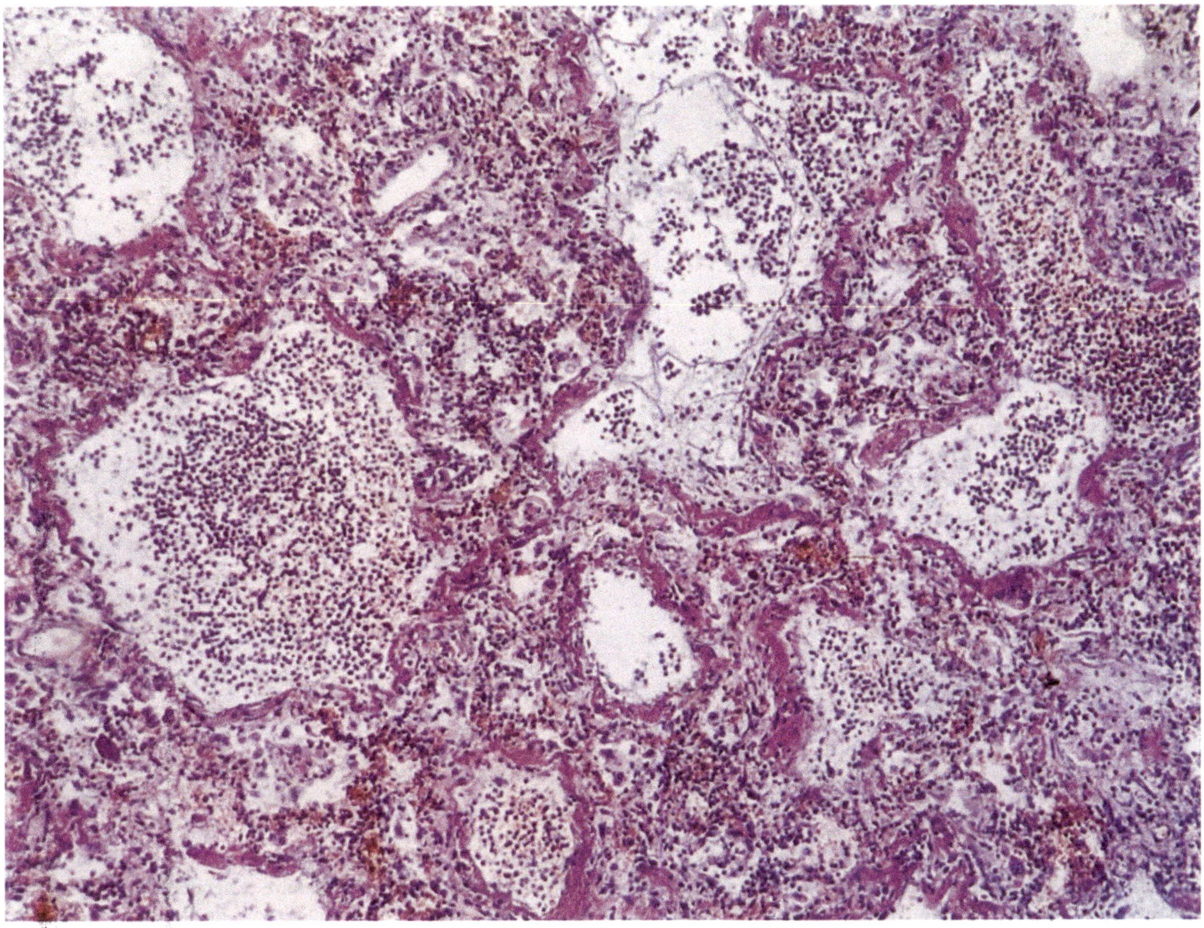

Fig. 48:
Formation de membranes hyalines intraalvéolaires au stade avancé d'un syndrome de détresse respiratoire de l'adulte. Les alvéoles et les canaux alvéolaires sont tapissés par un matériel homogène, partiellement floconneux.
Microscopie optique.
Coloration: hématoxyline-éosine.
Gr.: × 80.

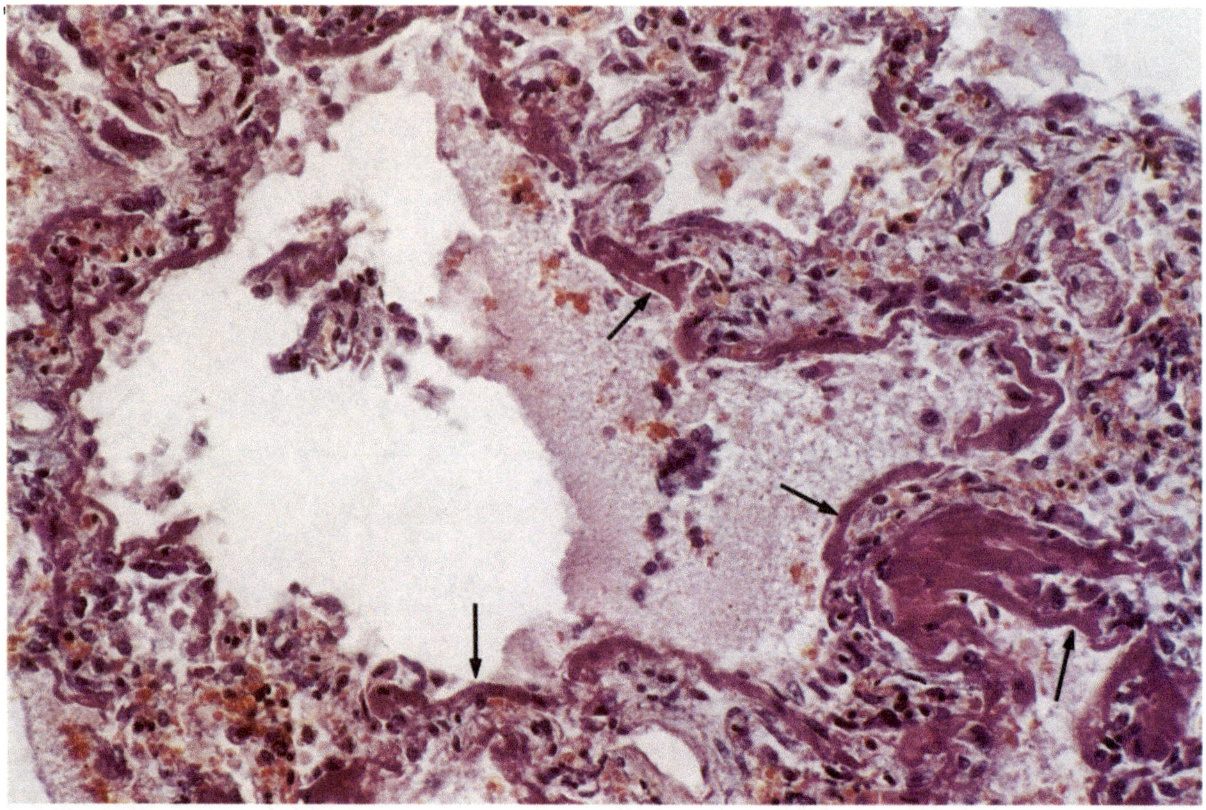

Fig. 49:
Modifications histologiques au cours d'un syndrome de détresse respiratoire de l'adulte. Epaississement des septas alvéolaires par de l'oedème. Formation de membranes hyalines (flèches) tapissant les lumières alvéolaires. Nécroses focales de l'épithélium alvéolaire. Dépôts intraalvéolaires d'oedème et de fibrine mêlés à de petites suffusions hémorragiques.
Microscopie optique.
Coloration: hématoxyline-éosine.
Gr.: × 620.

Fig. 50:
Nécrose de l'épithélium alvéolaire et agrégats de matériel surfactant non étalé dans un syndrome de détresse respiratoire de l'adulte. La lame basale de la paroi alvéolaire est partiellement mise à nu. Des débris cellulaires encombrent la lumière alvéolaire. ▷
Microscopie électronique par transmission.
Gr.: × 8500.

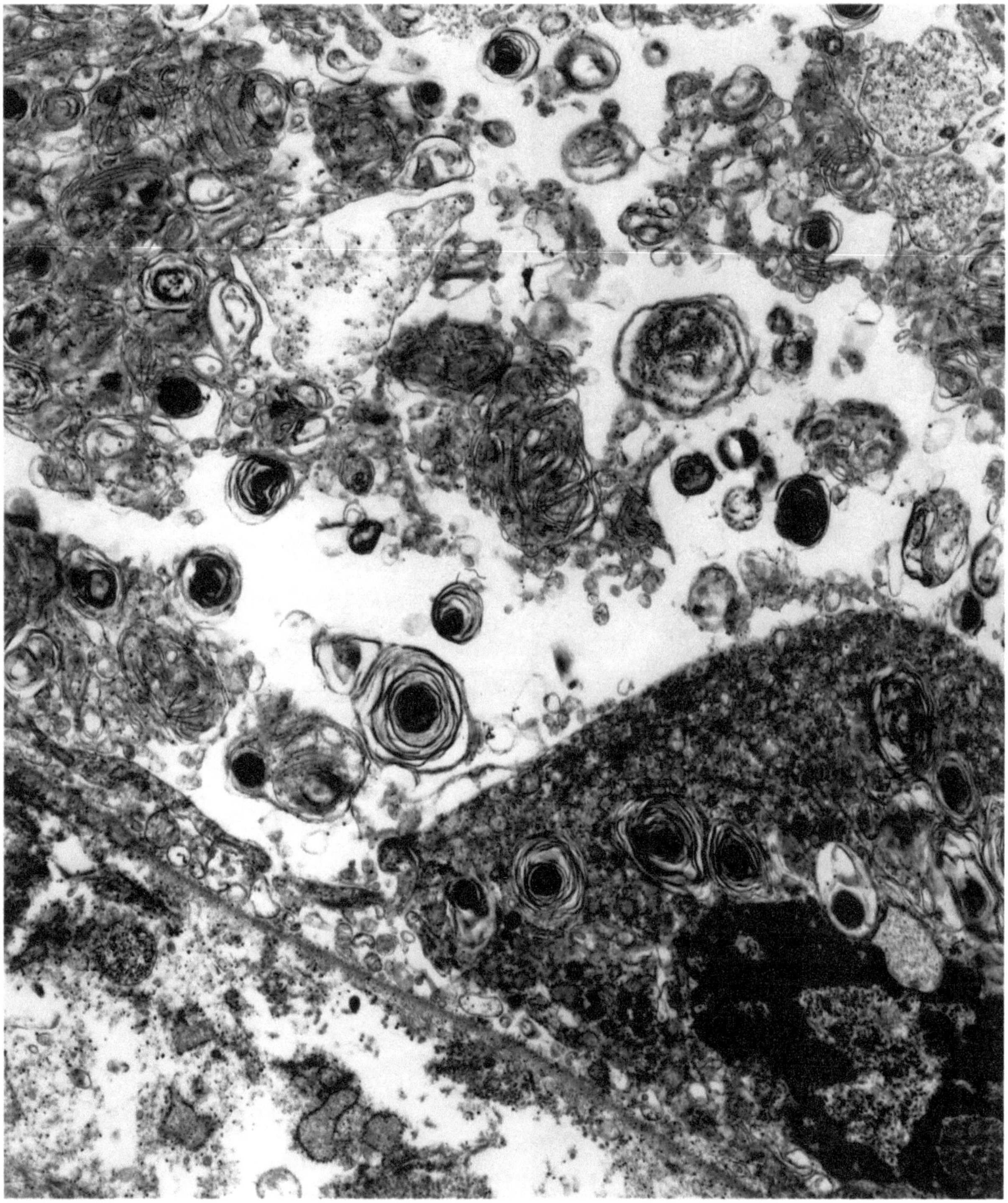

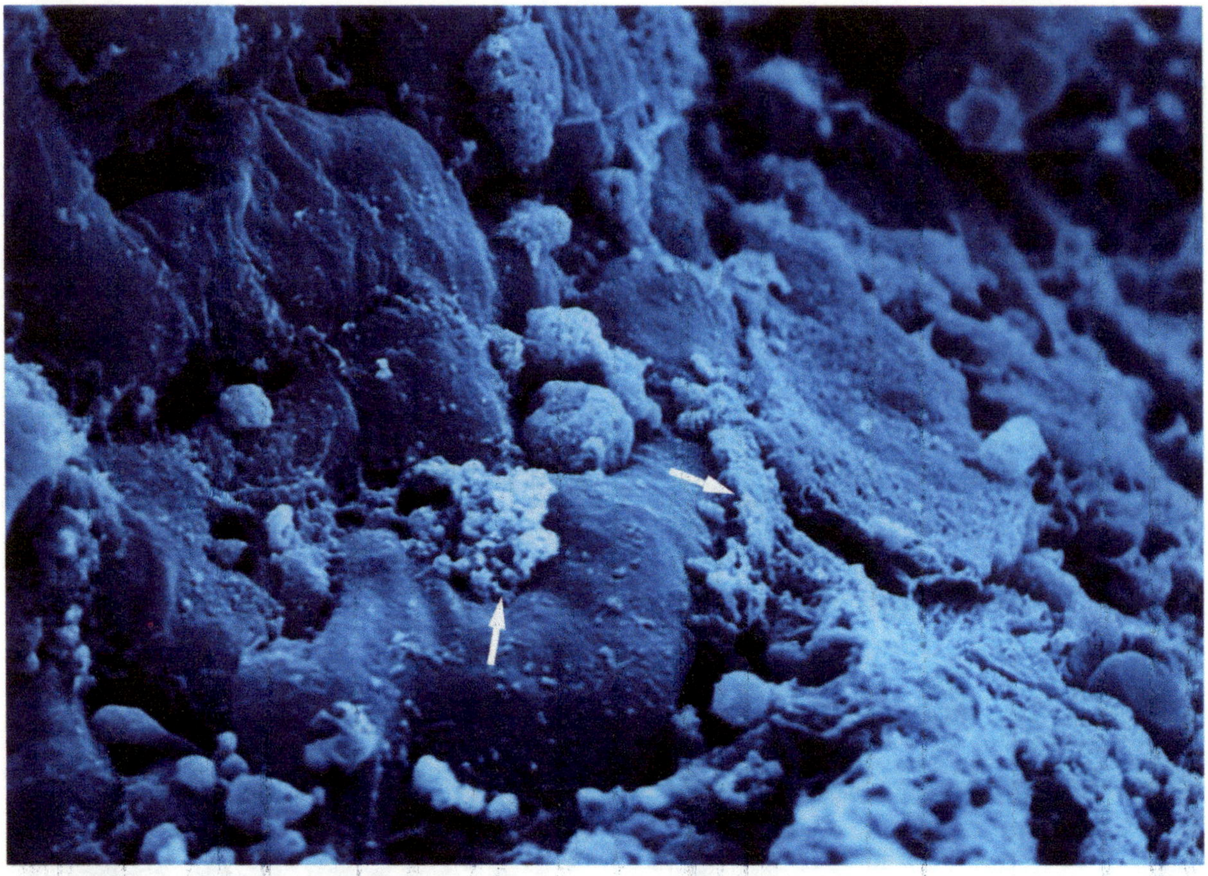

Fig. 51:
Vue plongeante dans un alvéole au cours d'un syndrome de détresse respiratoire de l'adulte. Matériel surfactant disposé en agrégats membraneux (flèches) à la surface de l'épithélium alvéolaire. A côté, des fragments de cellules épithéliales alvéolaires nécrosées.
Microscopie électronique à balayage.
Gr.: × 1100.

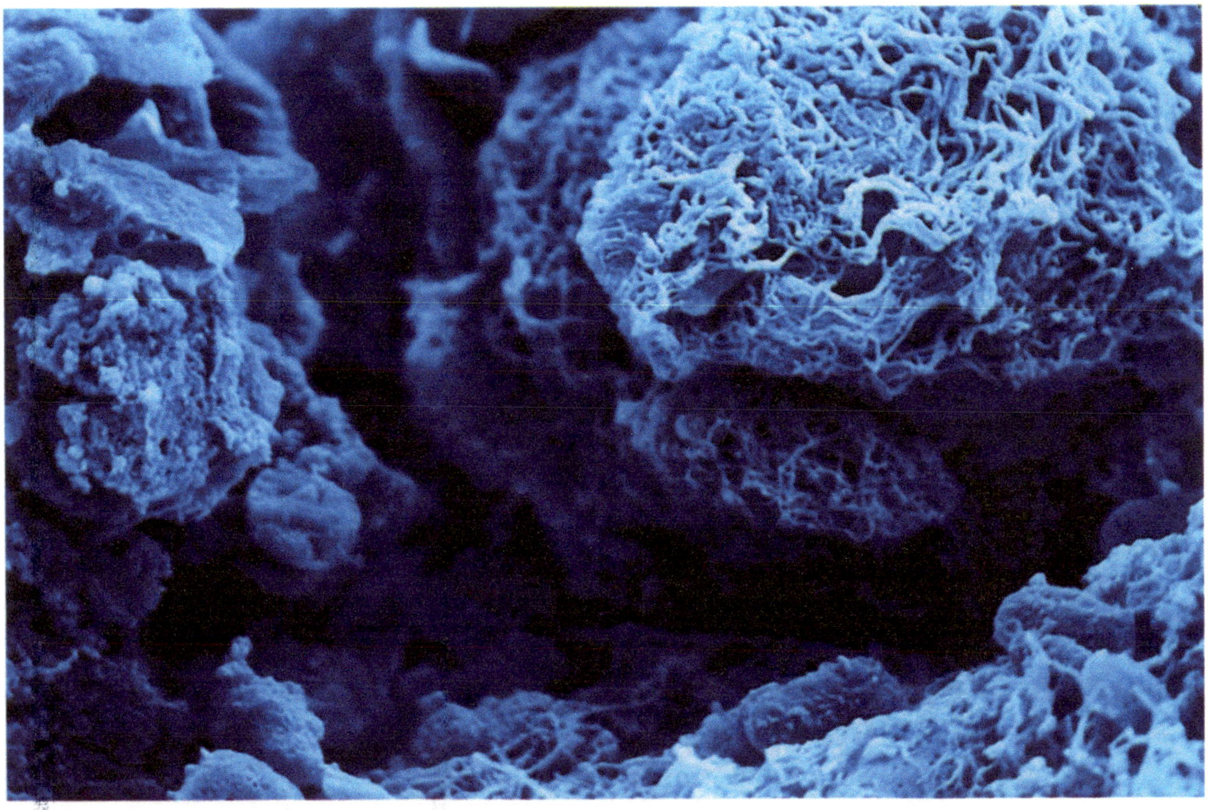

Fig. 52:
Alvéole dystélectasique dans un syndrome de détresse respiratoire de l'adulte. Des cellules inflammatoires, principalement des macrophages, sortent de l'interstitium vers la lumière alvéolaire. A droite, un bouchon de fibrine.
Microscopie électronique à balayage.
Gr.: × 370.

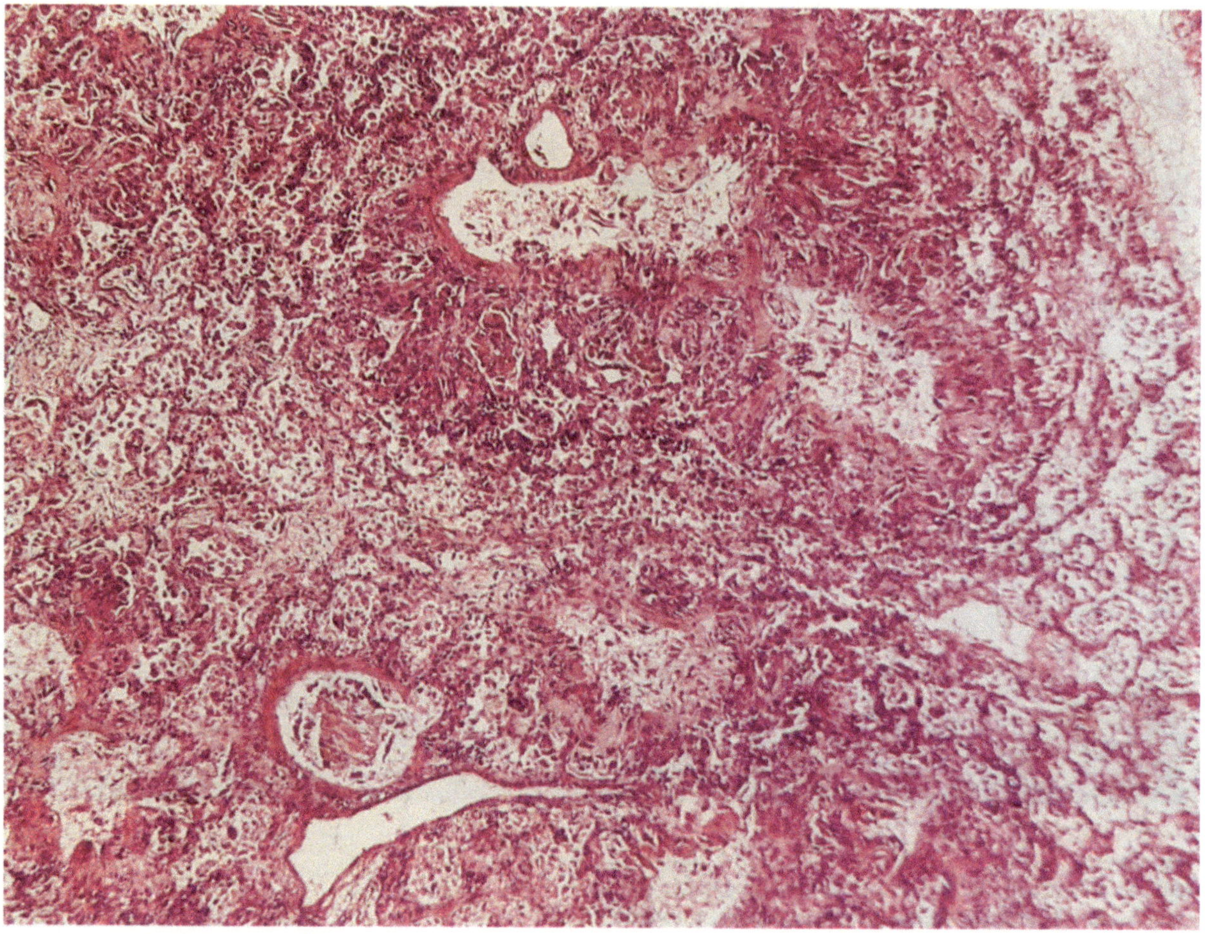

Fig. 53:
Stade avancé d'un syndrome de détresse respiratoire de l'adulte, après trois semaines de ventilation artificielle. Dystélectasies d'agencement irrégulier du système alvéolaire. Bronchioles et canaux alvéolaires larges. Oedème et fibrose des septas lobulaires.
Microscopie optique.
Coloration: hématoxyline-éosine.
Gr.: × 80.

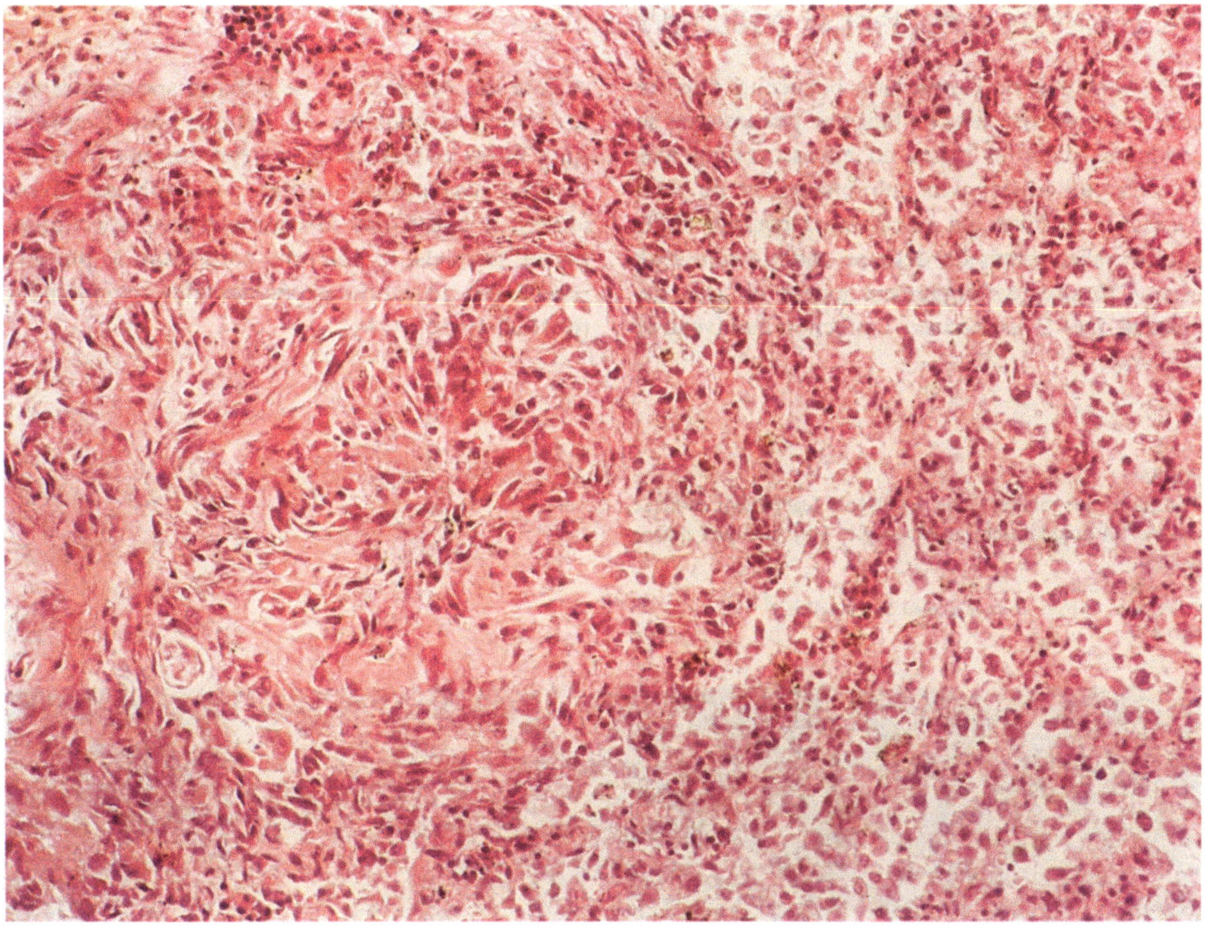

Fig. 54:
Agrandissement de la figure 53.
Fibrose interstitielle intense au cours d'un syndrome de détresse respiratoire de l'adulte. Activation marquée des fibroblastes interstitiels avec néoformation irrégulière de fibres collagènes. Dystélectasies des alvéoles adjacents avec nécrose de leur épithélium.
Microscopie optique.
Coloration: hématoxyline-éosine.
Gr.: × 380.

7.4. Système surfactant et pneumonies (figures 55 à 63)

La constatation de l'apparition beaucoup plus fréquente des pneumonies en tant que pneumonies secondaires, dans les suites ou en association avec d'autres pathologies non pulmonaires, et du nombre élevé des décès qui en résultent, conforte l'idée que les mécanismes de défense antiinfectieuse généraux propres à l'organisme jouent un rôle primordial dans la lutte contre l'infection au niveau alvéolaire.

A coté des mécanismes de défense spécifiques tels les immunoglobulines, les lymphocytes T spécifiques et les effecteurs du système immun (complément et système properdine, macrophages alvéolaires), il existe des mécanismes non spécifiques parmi lesquels le rôle du surfactant a pu être prouvé par des études expérimentales systématisées (O'Neill et coll. 1984).

Fig. 55:
Pneumonie alvéolaire. Dans un alvéole légèrement dystélectasique, un exsudat riche en leucocytes avec quelques macrophages.
Coupe semi-fine.
Coloration: fuchsine basique et bleu de méthylène.
G.: x 620.

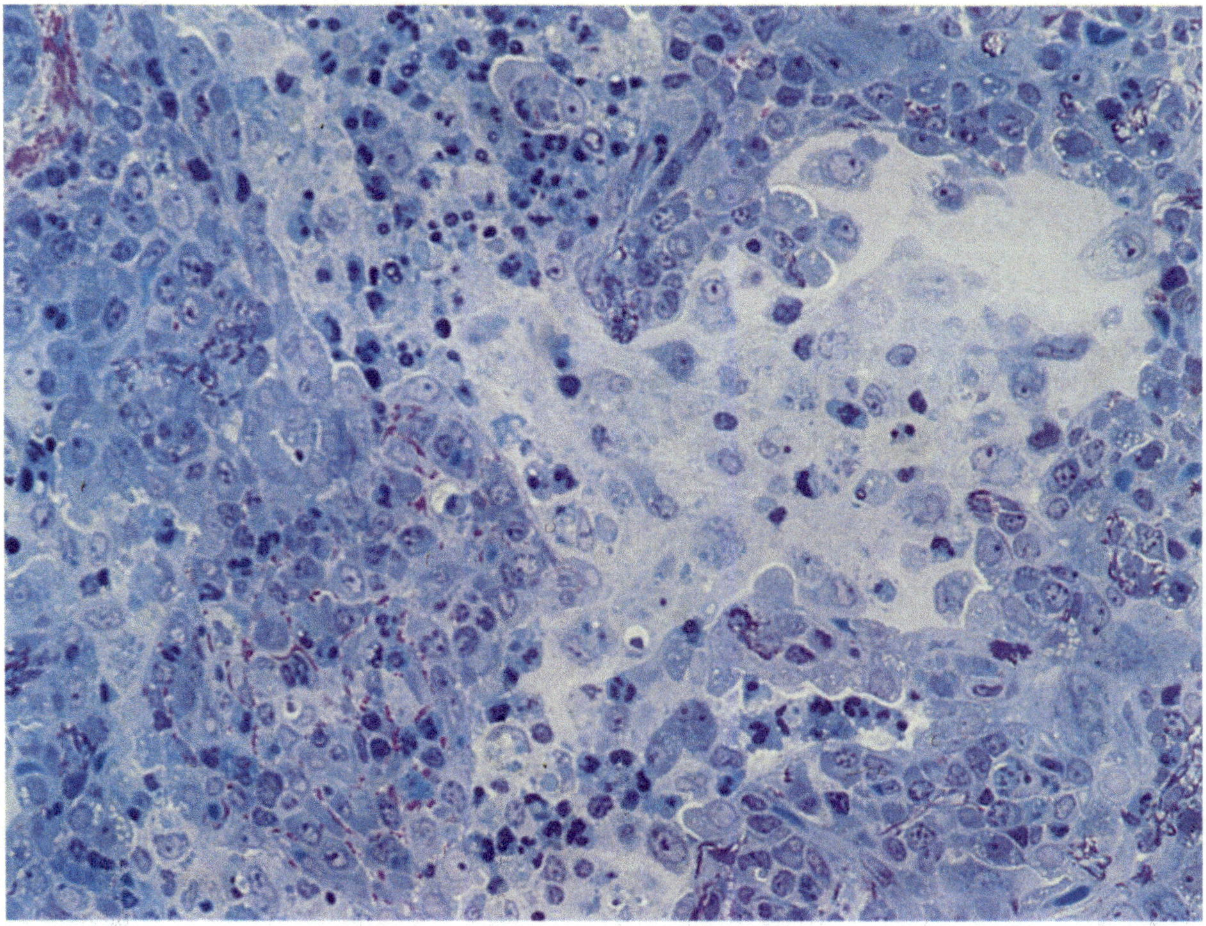

Il a été démontré in vitro qu'un liquide de lavage non purifié renfermant du surfactant augmente la phagocytose de staphylocoques par les macrophages et le killing intracellulaire. L'analyse biochimique de la fraction de surfactant dans un liquide de lavage retrouve une teneur en phospholipides caractéristique du surfactant, avec une concentration particulièrement élevée de phosphatidylcholine. On admet que le surfactant a une action opsonisante (Nguyen et coll. 1982) et qu'ainsi il favorise l'adhésion des bactéries à la membrane des macrophages, donc leur incorporation par phagocytose.

Les très fréquentes surinfections bactériennes observées dans le système alvéolaire au décours d'infections virales s'expliqueraient elles aussi par des altérations primitives du système surfactant. Les lésions directes des pneumocytes II provoquées par l'infection virale entraînent une diminution de la synthèse de surfactant. Cette perturbation jouerait un rôle majeur dans la dépression de la clearance bactérienne macrophage-dépendante dans les alvéoles, favorisant ainsi la survenue de pneumonies bactériennes (O'Neill et coll. 1984). Cette supposition est confortée par l'observation plus fréquente

Fig. 56:
Amas de bactéries au contact d'une zone d'épithélium alvéolaire dépourvu de film surfactant (flèche).
Microscopie électronique à balayage.
Gr.: × 14000.

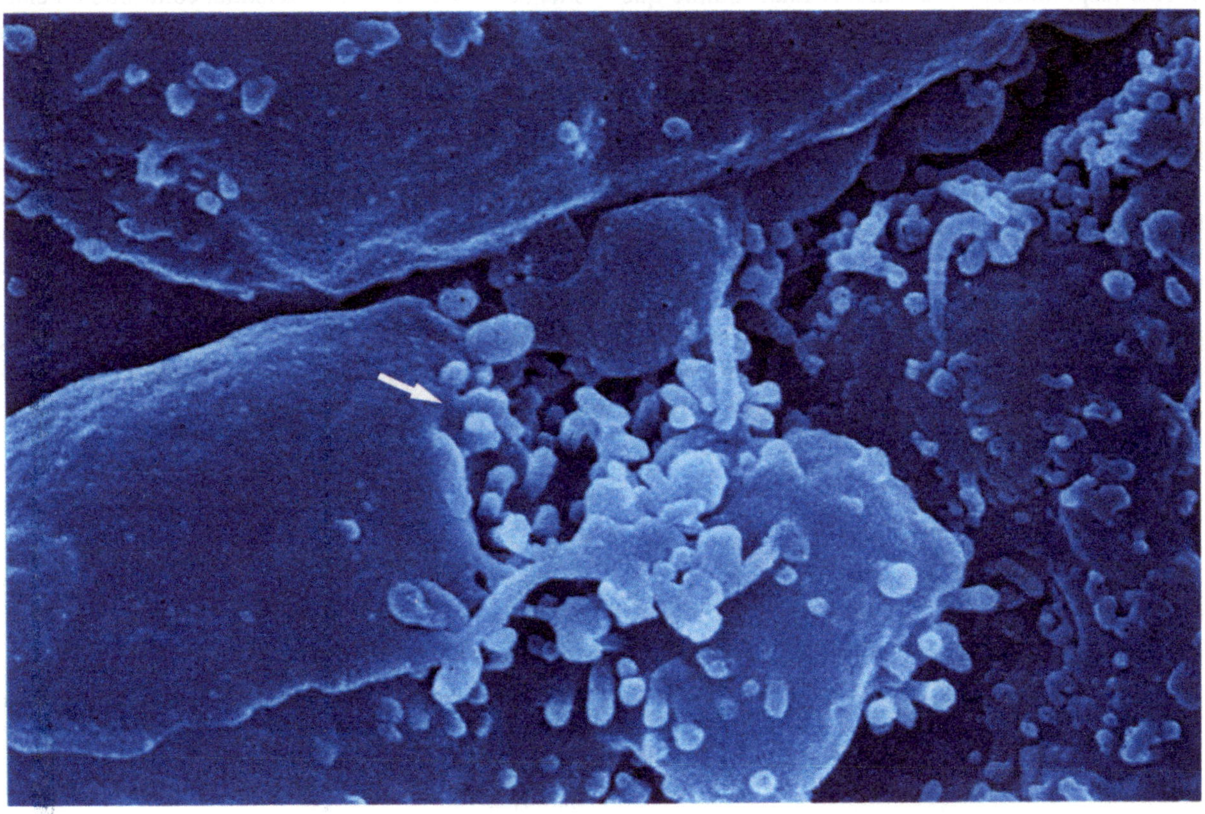

de pneumonies bactériennes chez des patients souffrant d'un syndrome de détresse respiratoire avec un déficit en surfactant qui va de pair (Ashaugh et Petty 1972, Stevens et coll. 1974).

La pathogénèse des pneumonies interstitielles, indépendamment de l'agent déclenchant, se déroule presque toujours selon un schéma de base identique, même si l'on constate de grandes variations dans l'expression, l'importance et la répartition des altérations au cours de l'évolution de la maladie. La lésion primaire consiste surtout en un épaississement des septas alvéolaires par l'oedème interstitiel consécutif aux troubles de la perméabilité des capillaires. La lame basale de la paroi alvéolaire devient plus lâche et il se forme des petites fentes dans les constituants entre l'épithélium alvéolaire et l'endothélium capillaire. Il peut en résulter des exsudats sérofibrineux dans les alvéoles, ainsi que des petites suffusions sanguines. A ce stade, les septas alvéolaires ne renferment que de rares leucocytes. Du fait de l'accumulation de liquide interstitiel, l'expansivité de la paroi alvéolaire lors des mouvements respiratoires est diminuée. Etant donné que l'excrétion des substances actives de surface est liée à la tension superficielle, la diminution de l'expansivité de la paroi alvéolaire engendre des altérations de l'épithélium de surface et des pneumocytes II. Le matériel surfactant se décolle de la paroi alvéolaire et se retrouve dans la lumière sous la forme de structures lamellaires empilées. Les pneumocytes II fabriquent plus de surfactant et, en réaction aux variations de la tension superficielle, en libèrent plus dans la lumière alvéolaire. Cependant, l'étalement de ce matériel n'étant plus possible du fait des modifications survenues dans les septas alvéolaires, le surfactant s'accumule dans la lumière alvéolaire. Cette accumulation intraluminale de matériel surfactant induit la migration de macrophages vers la lumière alvéolaire. Ces macrophages phagocytent le matériel surfactant et l'incluent dans leur cytoplasme sous la forme de phagosomes constitués de membranes lamellaires empilées.

La réaction macrophagique induite par le matériel surfactant joue probablement un rôle décisif dans l'activation des fibroblastes interstitiels. Lors de la réaction macrophagique, la libération d'enzymes, principalement des protéases, engendre une activation des fibroblastes. Il a été prouvé expérimentalement qu'au cours des fibroses l'activation des fibroblastes se fait toujours au voisinage immédiat de macrophages nécrosés. Ces nécroses surviennent dans les alvéoles et dans le tissu interstitiel vraisemblablement lors de la phagocytose de matériel surfactant excédentaire. L'activation des fibroblastes déclenche une néosynthèse de fibres collagènes et provoque la mise en route puis l'entretien du processus lentement évolutif de la cicatrisation. L'augmentation de l'infiltrat interstitiel contribue à l'élargissement des septas alvéolaires. Les capillaires sont refoulés loin de la face profonde de l'épithélium alvéolaire. L'épaississement de la membrane alvéolaire constitue une entrave sérieuse aux échanges gazeux. L'image morphologique de la fibrose et la symptomatologie clinique sont dictées par l'intensité de la prolifération conjonctive interstitielle et représentent le stade final de la cicatrisation lentement évolutive d'un processus inflammatoire interstitiel au cours duquel le surfactant, produit en excès, commande la réaction macrophagique qui, elle, est déterminante.

Fig. 57:
Pneumonie alvéolaire. Infiltrat riche en leucocytes dans la lumière alvéolaire et focalement dans le tissu interstitiel. Dans la lumière alvéolaire, du matériel surfactant précipité sous la forme de complexes de taille variée. ▷
Microscopie électronique par transmission.
Gr.: × 4400.

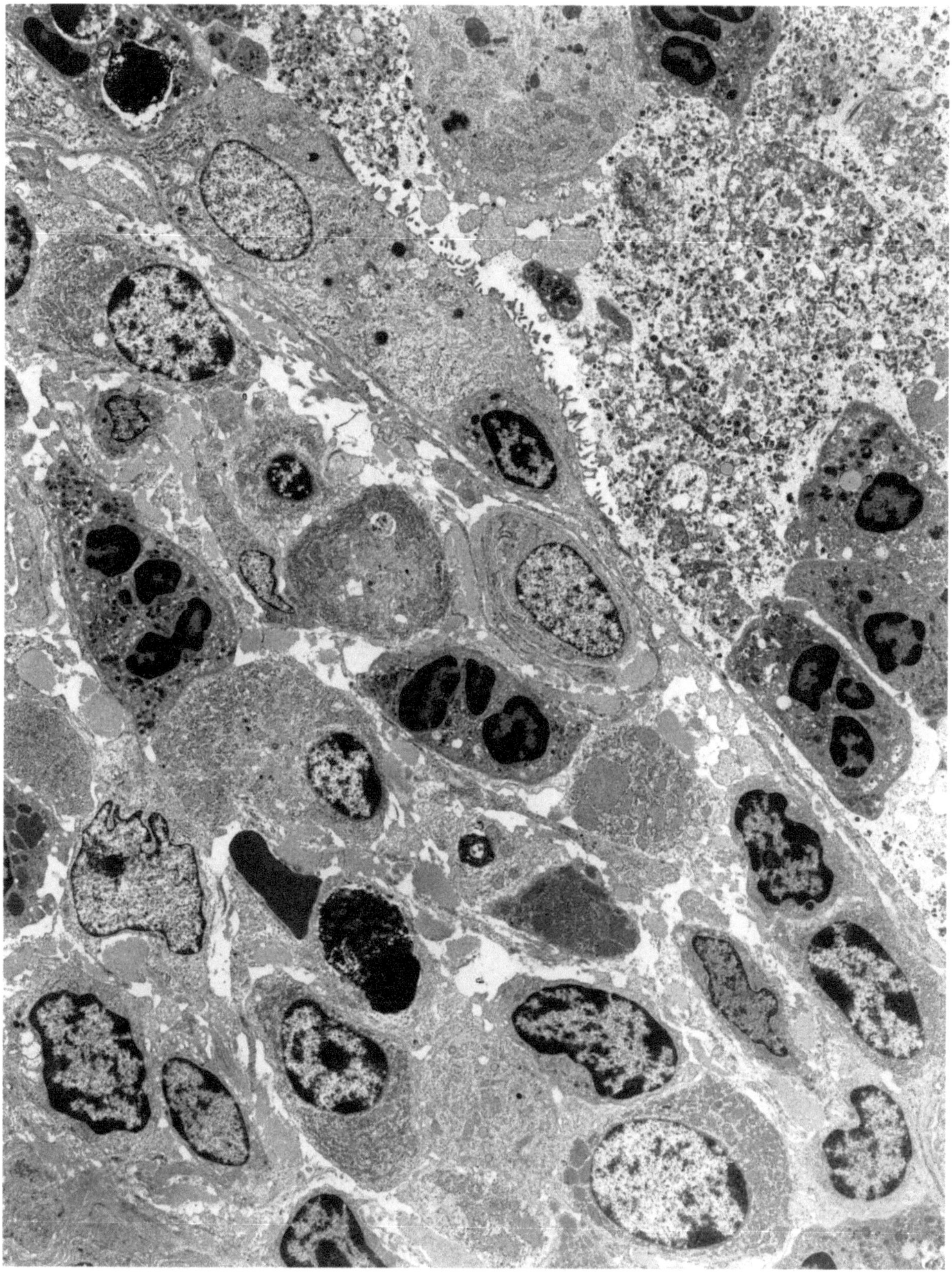

Fig. 58:
Alvéole dystélectasique au cours d'une pneumonie alvéolaire. Accumulation d'oedème et migration de leucocytes et de macrophages dans la lumière alvéolaire. Dans l'oedème, du matériel surfactant détaché de la paroi alvéolaire. Dans l'exsudat, des macrophages en voie de lyse dont les phagolysosomes contiennent des fragments de bactéries partiellement dégradées (flèche).
Microscopie électronique par transmission.
Gr.: × 5000.

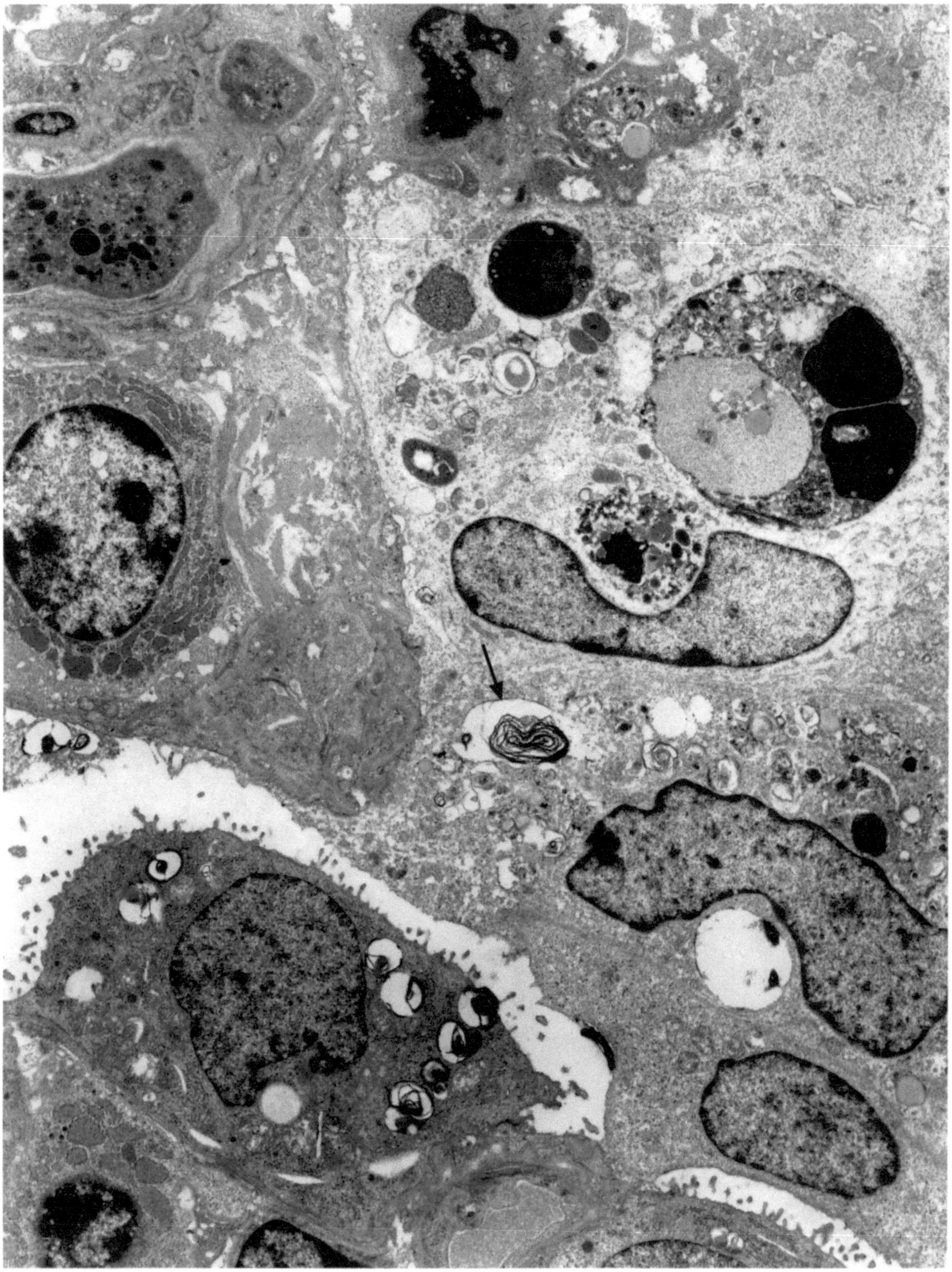

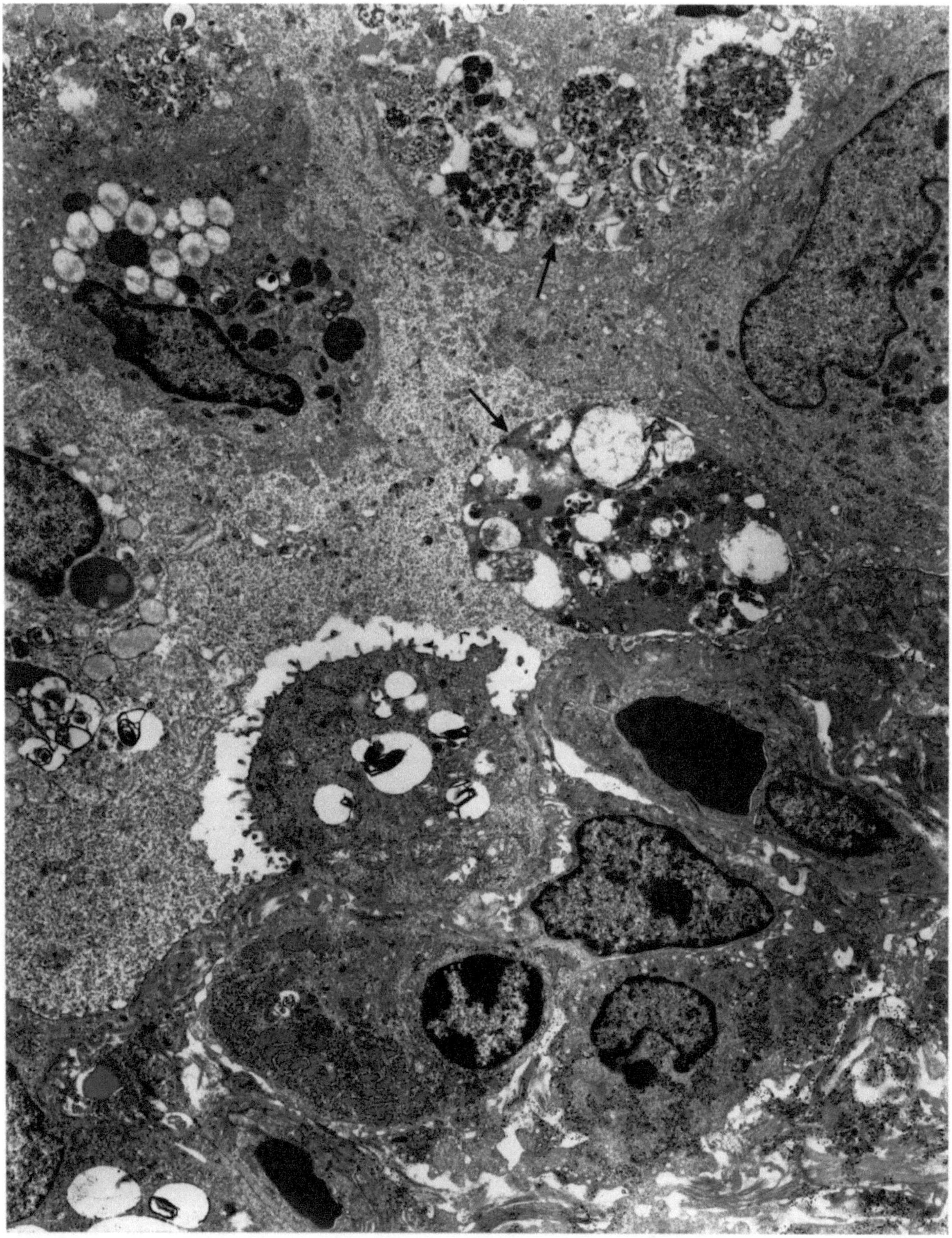

◁ Fig. 59:
Pneumonie alvéolaire. Dans l'exsudat, des macrophages contenant des complexes plus ou moins volumineux de surfactant phagocyté (flèches). A proximité, des macrophages renfermant des granulocytes en voie de nécrose.
Microscopie électronique par transmission.
Gr.: × 6300.

Fig. 60:
Matériel surfactant précipité, disposé en agrégats (flèches) dans un canal alvéolaire. Le matériel contrasté s'agence tantôt en structures lamellaires tantôt en vésicules spumeuses.
Microscopie électronique par transmission.
Gr.: × 6600.

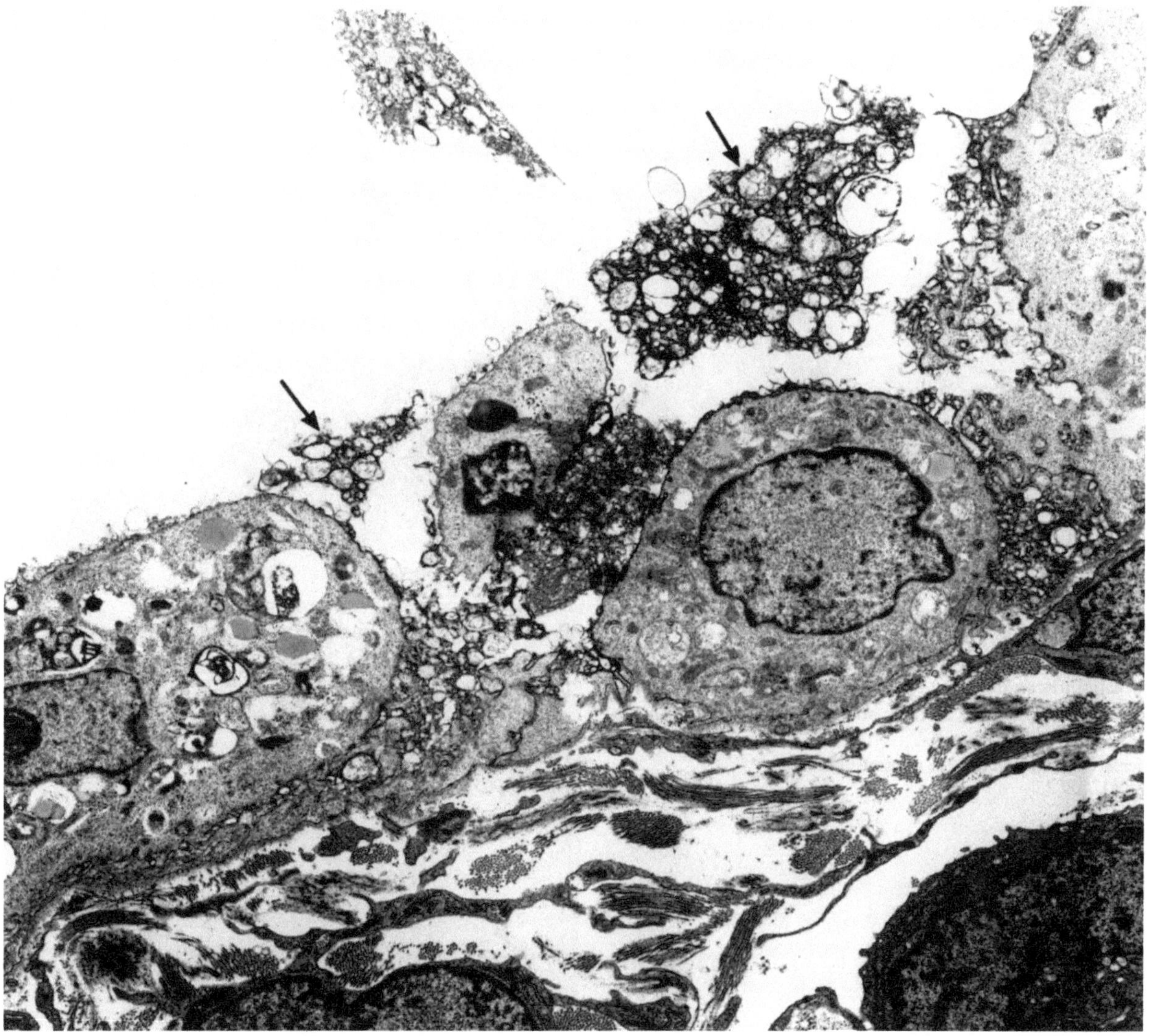

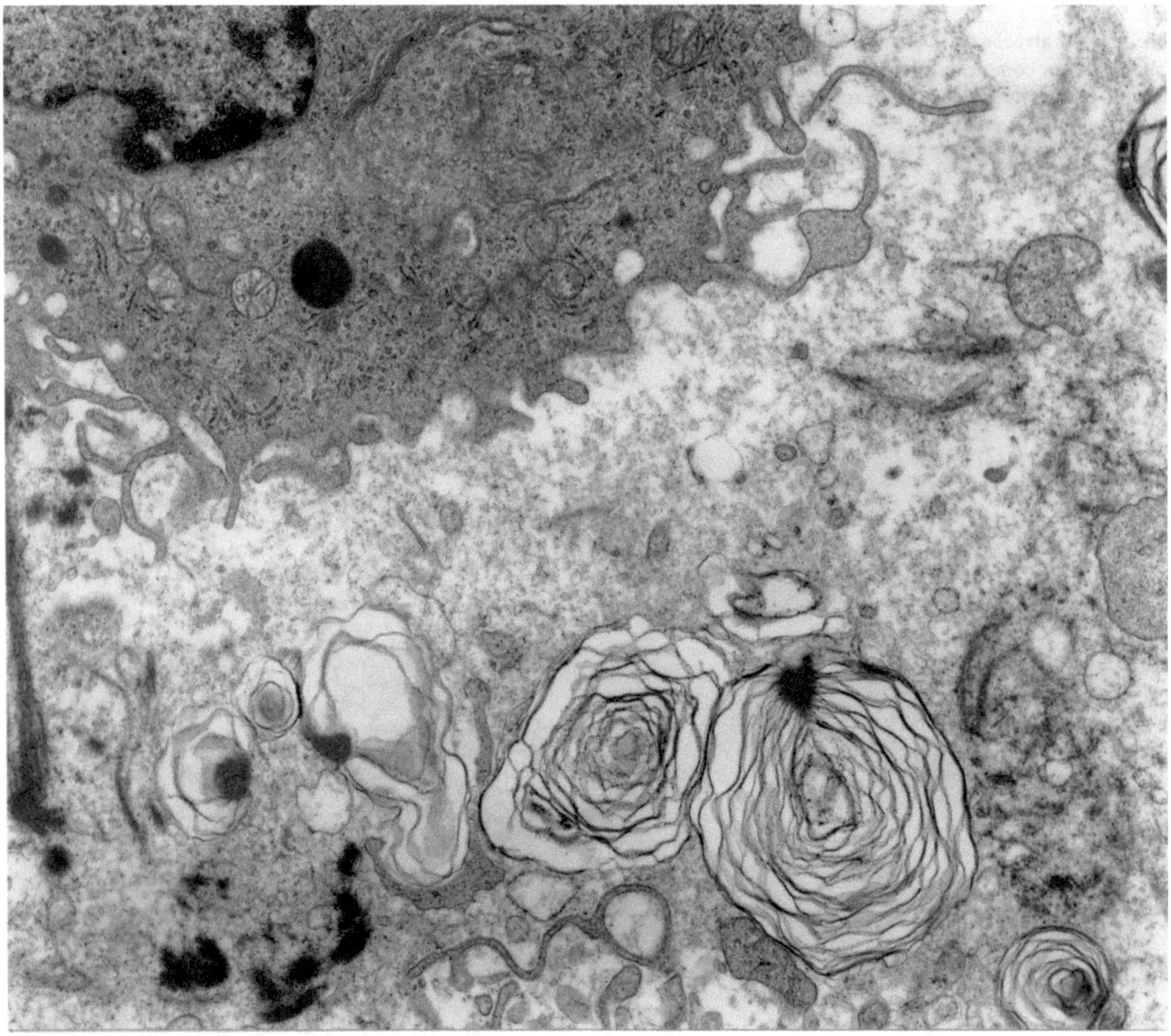

Fig. 61:
Macrophage dans un exsudat alvéolaire au cours d'une pneumonie floride. Le macrophage projette des pseudopodes cytoplasmiques en direction de fragments de matériel surfactant libre, présents dans les alvéoles sous la forme de structures lamellaires.
Microscopie électronique par transmission.
Gr.: × 17500.

Fig. 62:
Pneumocyte II dans une pneumonie interstitielle. A gauche, ▷ prolifération des fibres collagènes interstitielles. Dans le pneumocyte, accumulation marquée de matériel surfactant avec formation de volumineux complexes de corps lamellaires.
Microscopie électronique par transmission.
Gr.: × 8000.

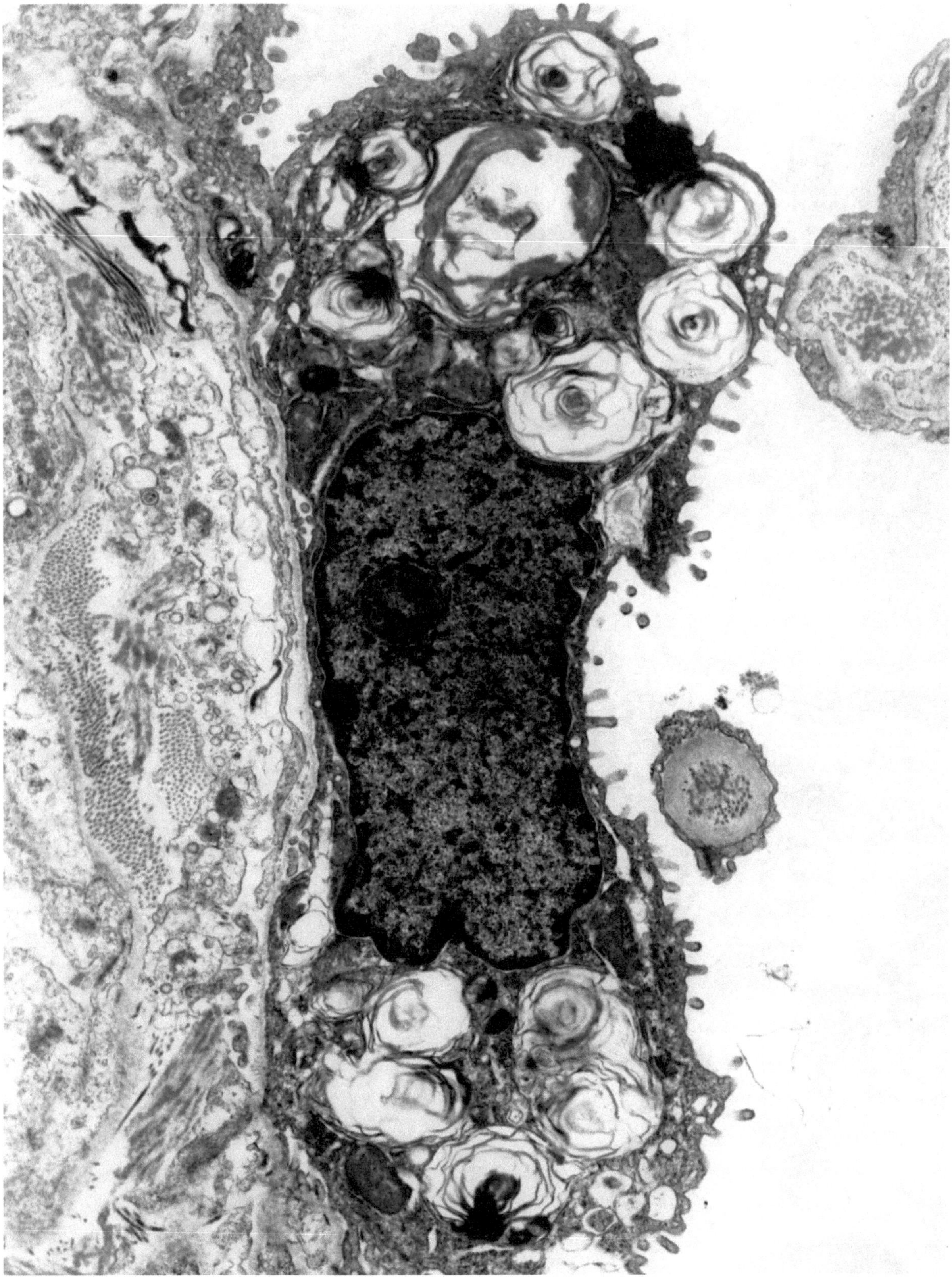

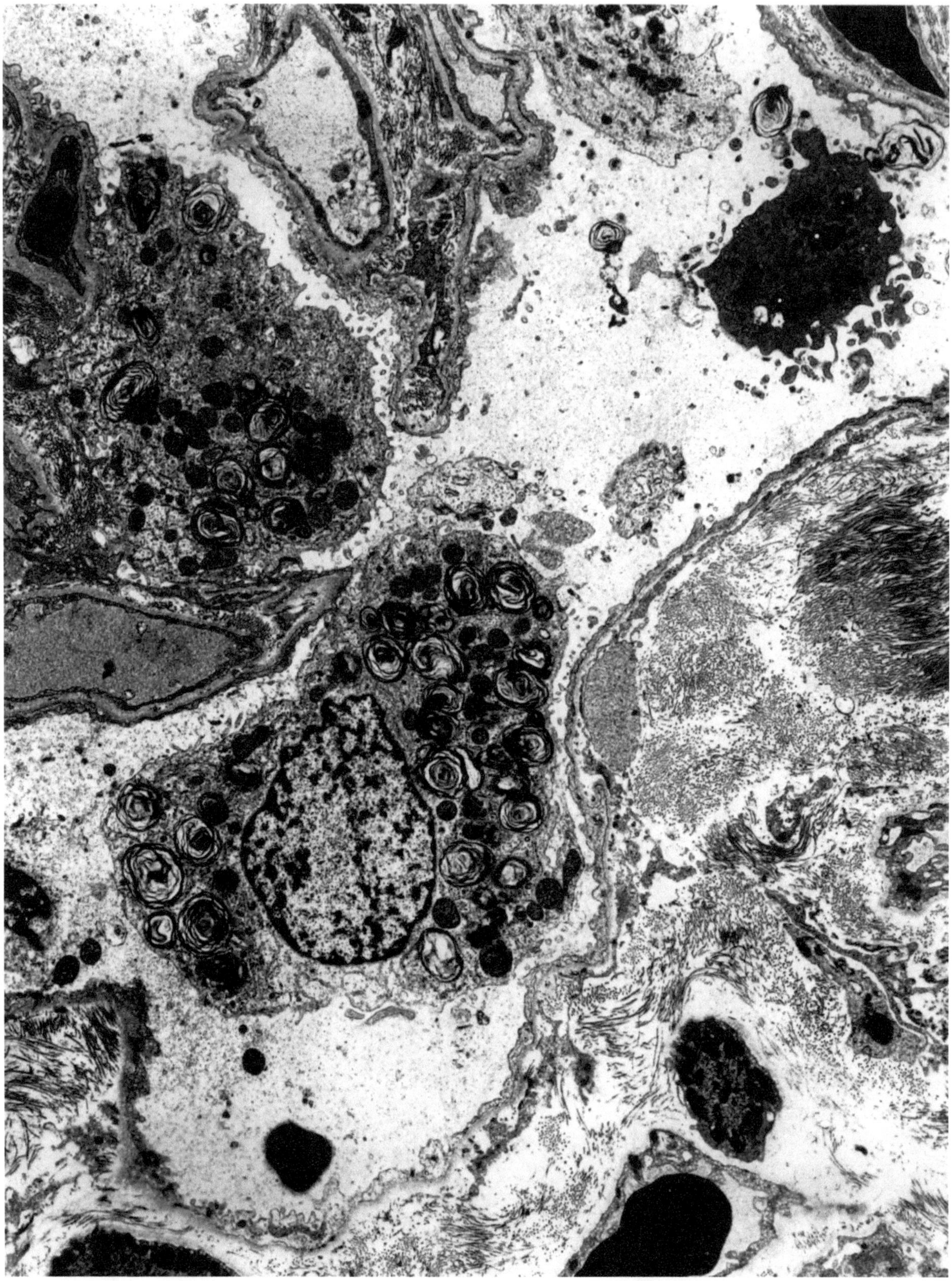

7.5. Le système surfactant dans les pneumoconioses (figures 64 à 69)

Sous le terme de pneumoconiose sont rassemblées toutes les maladies pulmonaires déclenchées par l'inhalation de poussières (Könn 1983). L'inhalation de poussières inorganiques et organiques a surtout une grande importance dans les expositions professionnelles à la poussière. Elle peut aboutir à une fibrose interstitielle étendue avec développement d'une insuffisance respiratoire.

La plus grande partie des poussières inhalées est éliminée par les mécanismes d'épuration bronchique. Les particules de poussière de diamètre inférieur à 5 μm peuvent franchir la barrière de la clearance bronchique et arriver jusqu'au système alvéolaire. L'action des particules de poussière dans les alvéoles dépend de la quantité de particules inhalées, de leur forme, de leur taille et de leur composition chimique. Une partie des poussières peut en outre être éliminée par le système d'épuration alvéolaire, principalement par phagocytose dans les macrophages alvéolaires. Toutefois, il a été démontré que la réaction macrophagique est aussi responsable des modifications pathologiques. C'est l'interaction entre les particules de poussière et les macrophages d'une part, entre les macrophages et les fibroblastes d'autre part, qui détermine l'étendue et la forme de la réaction tissulaire.

Les particules de poussière qui atteignent les alvéoles sont incluses dans le cytoplasme des macrophages par phagocytose. Des études expérimentales systématiques ont montré que le surfactant joue un rôle particulier dans l'action de la poussière sur les macrophages et dans l'élimination des particules de poussière (Allison 1974, Curti 1971, Heppleston et coll. 1972).

Les observations en immunomicroscopie à fluorescence révèlent que des particules par exemple de quartz et des fibres d'amiante appliquées dans les alvéoles par aérosol, y sont entourées d'une enveloppe de phosphatidylcholine. La microscopie électronique met en évidence, dans les phagosomes des macrophages alvéolaires d'un soudeur à l'arc, des particules inhalées constamment associées à des constituants lamellaires dont la structure correspond à celle du surfactant. De même, des particules colloïdales, par exemple de fer, sont toujours incluses dans les phagosomes avec leur enveloppe de surfactant.

L'enveloppe de surfactant favorise probablement le contact entre les particules isolées ou les complexes de poussières et la membrane des macrophages. Les particules de poussière pénètrent dans une invagination de la membrane cellulaire, sont incluses dans des phagosomes puis transportées dans le corps cytoplasmique profond. Des lysosomes primaires contenant des enzymes lytiques viennent s'accoler à ces phagosomes et y déversent leurs enzymes. Ainsi se forment les phagolysosomes.

Les constatations de microscopie optique et électronique laissent penser que les fragments de surfactant sont dégradés par les enzymes lytiques. Dans la règle, les particules de poussière ne peuvent pas être attaquées par les enzymes. Cependant, grâce à l'action de ces enzymes, elles sont mises à nu dans les phagolysosomes et peuvent alors réagir directement avec les membranes de ces phagolysosomes qui vont être décomposées. Les enzymes lytiques ainsi libérées dans la matrice cytoplasmique provoquent une dégradation des structures cytoplasmi-

◁ Fig. 63:
Précipités de matériel surfactant non étalé au stade avancé d'une pneumonie interstitielle, avec fibrose marquée des septas. Dans les lumières alvéolaires, des agrégats de macrophages renferment des corps lamellaires denses correspondant à du surfactant phagocyté. Dans le tissu interstitiel, des trousseaux serrés de fibres collagènes.
Microscopie électronique par transmission.
Gr.: × 3200.

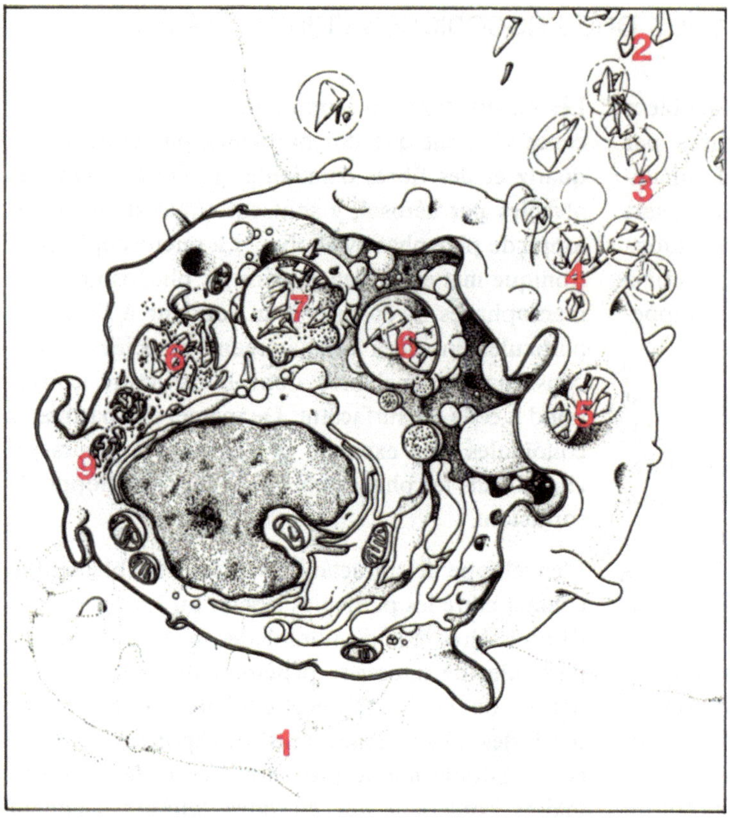

Fig. 64:
Rôle du surfactant dans la pathogénèse des pneumoconioses. Reproduction tridimensionnelle. Les particules qui atteignent les alvéoles sont enveloppées de matériel surfactant. Le surfactant favorise le contact des particules de poussière enveloppées avec la membrane cellulaire des macrophages. Les particules de poussière entourées de surfactant pénètrent dans le cytoplasme au travers d'invaginations de la membrane cellulaire et sont englobées dans les phagosomes. Des lysosomes primaires s'accolent aux phagosomes et leurs enzymes permettent la dégradation des enveloppes de surfactant. Les particules de poussière libres vont agir directement sur la membrane du phagolysosome et provoquer sa lyse. Les enzymes lytiques ainsi libérés déclenchent une dégradation des structures intracytoplasmiques qui aboutit à la nécrose du macrophage.

1 = surface de l'épithélium alvéolaire tapissée de surfactant
2 = particules de poussière pénétrant dans l'alvéole
3 = enveloppement des poussières
4 = prise de contact des particules de poussière avec la membrane cytoplasmique du macrophage
5 = inclusion des poussières dans le cytoplasme du macrophage à travers une invagination de la membrane
6 = formation de phagolysosomes
7 = dégradation des enveloppes de surfactant et interaction directe des particules de poussière avec la membrane des phagolysosomes
8 = lyse de la membrane des phagolysosomes et libération des enzymes lytiques phagolysosomiales
9 = lyse des structures intracytoplasmiques

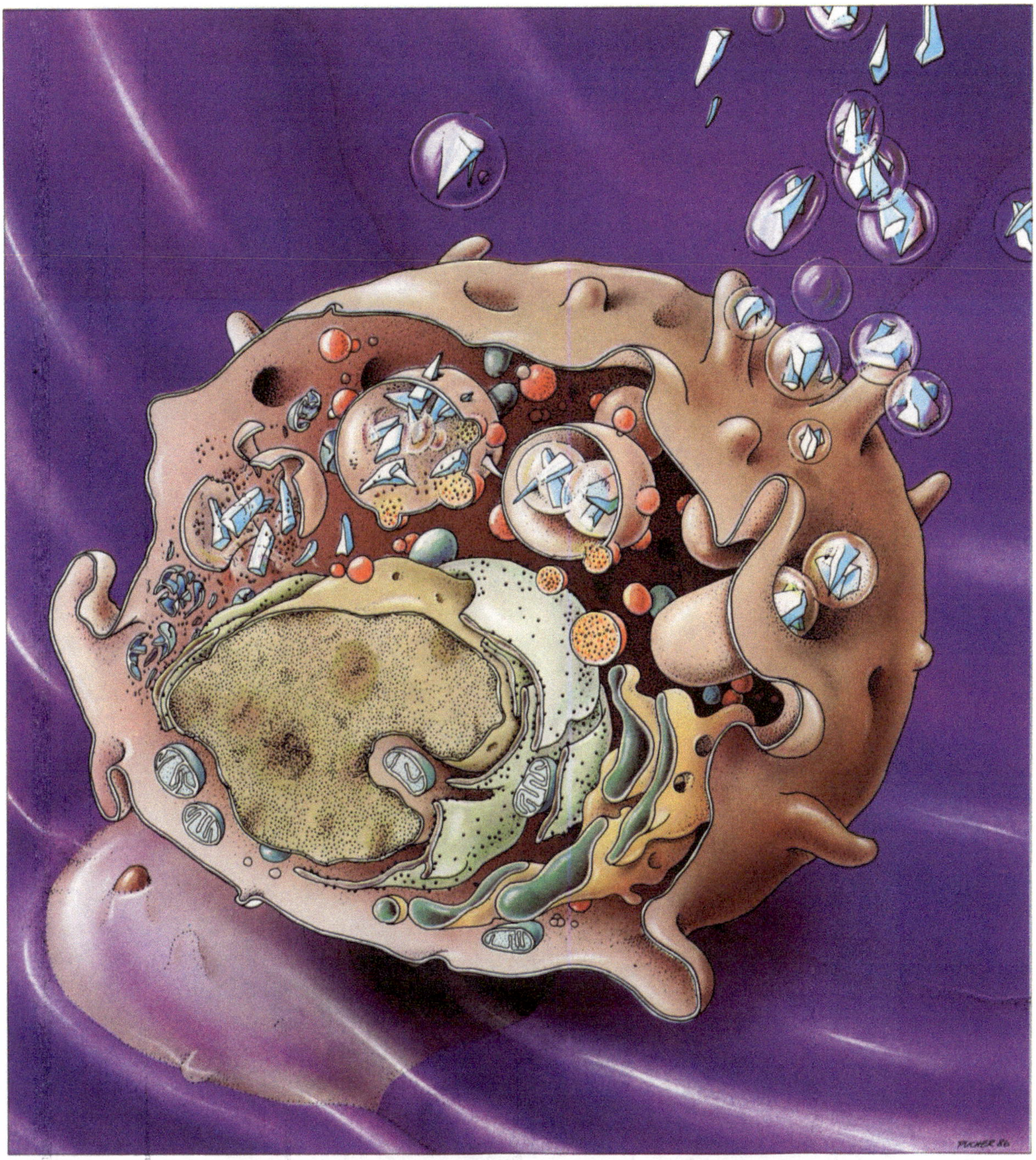

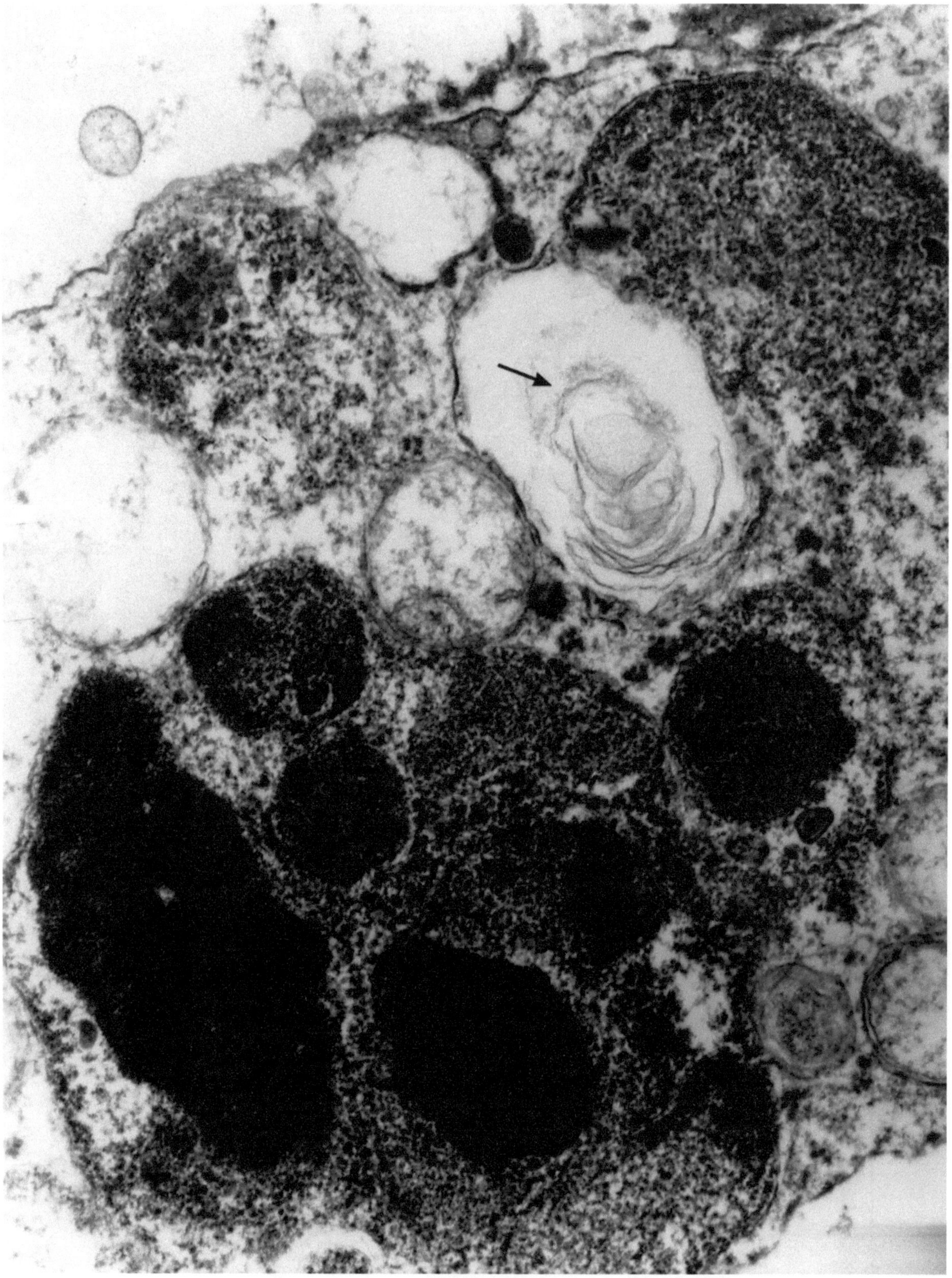

ques, jusqu'à la dissolution complète de la cellule, c'est-à-dire la nécrose du macrophage.

Ce processus est responsable de l'effet cytotoxique de la poussière sur les macrophages.

Les particules de poussière inhalées qui arrivent dans les alvéoles peuvent pénétrer dans le tissu interstitiel pulmonaire au travers d'érosions de la paroi alvéolaire. Dans l'interstitium ces particules sont incluses dans des macrophages. Là encore, il se produit une réaction macrophagique dans laquelle l'effet cytotoxique des particules de poussière est maximale après dégradation de l'enveloppe de surfactant dans les phagolysosomes. La nécrose des macrophages libère les enzymes contenues dans leur cytoplasme, en particulier des protéases, qui stimulent l'activation des fibroblastes interstitiels et provoquent une néocollagénèse. Par l'action des particules de poussière sans cesse relibérées après nécrose des macrophages et rephagocytées, il se développe un processus autoévolutif, indépendant d'un nouvel apport de poussière. Ce mécanisme, en entretenant la cicatrisation prolongée dans le territoire atteint, est reponsable du développement de la fibrose interstitielle (Morgenroth et coll. 1985).

Des études expérimentales (Serra et Zavattini 1981) ont montré que la stimulation médicamenteuse de la synthèse de surfactant augmente considérablement la clearance alvéolaire en cas d'exposition à la poussière, notamment en cas d'inhalation de particules de quartz.

En participant au mécanisme de défense contre les poussières sans cesse inhalées dans l'air respiratoire, le surfactant occupe un poste clé dans le conflit entre notre organisme et ce facteur de l'environnement.

◁ Fig. 65:
Phagolysosomes dans un macrophage intraalvéolaire chez un soudeur à l'arc. Dans les phagolysosomes, des grains de poussière directement au contact de matériel surfactant (flèche). A côté, dans la matrice cytoplasmique, des lysosomes primaires s'accolant aux phagosomes.
Microscopie électronique par transmission.
Gr.: × 58000.

Fig. 66:
Macrophage interstitiel nécrosé dans un territoire de fibrose chez un soudeur à l'arc. La membrane des phagolysosomes est partiellement dissoute par effet cytotoxique des particules de poussière incorporées. La membrane cellulaire présente des discontinuités. Des particules de poussière sont libérées dans la matrice cytoplasmique.
Microscopie électronique par transmission.
Gr.: × 7800.

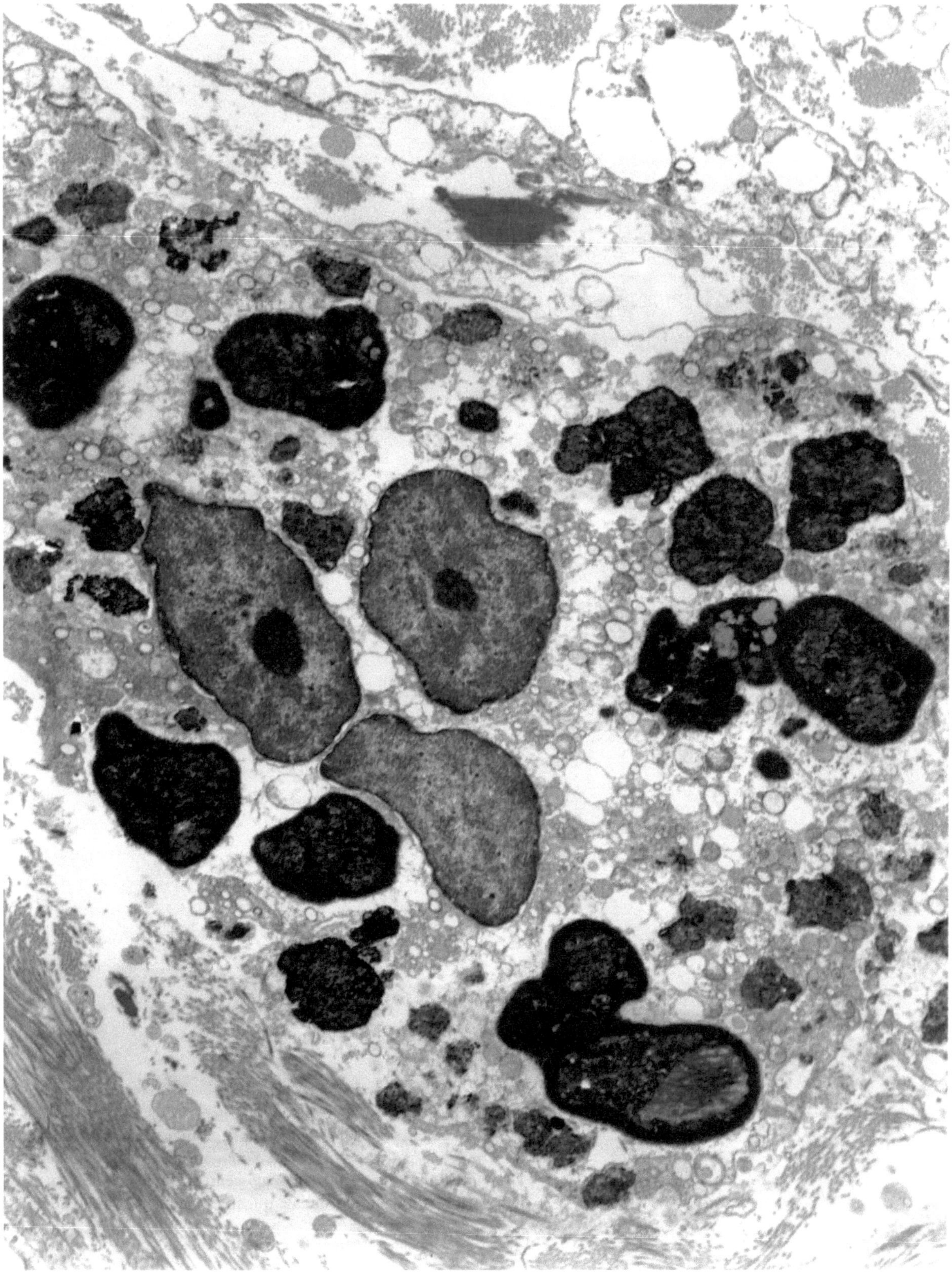

Fig. 67:
Phagolysosome d'un macrophage interstitiel au cours d'une silicose. Les particules de poussière débarrassées de leur enveloppe de surfactant réagissent directement avec la membrane phagolysosomiale qui se fragmente. A droite, le noyau du macrophage.
Microscopie électronique par transmission.
Gr.: × 58000.

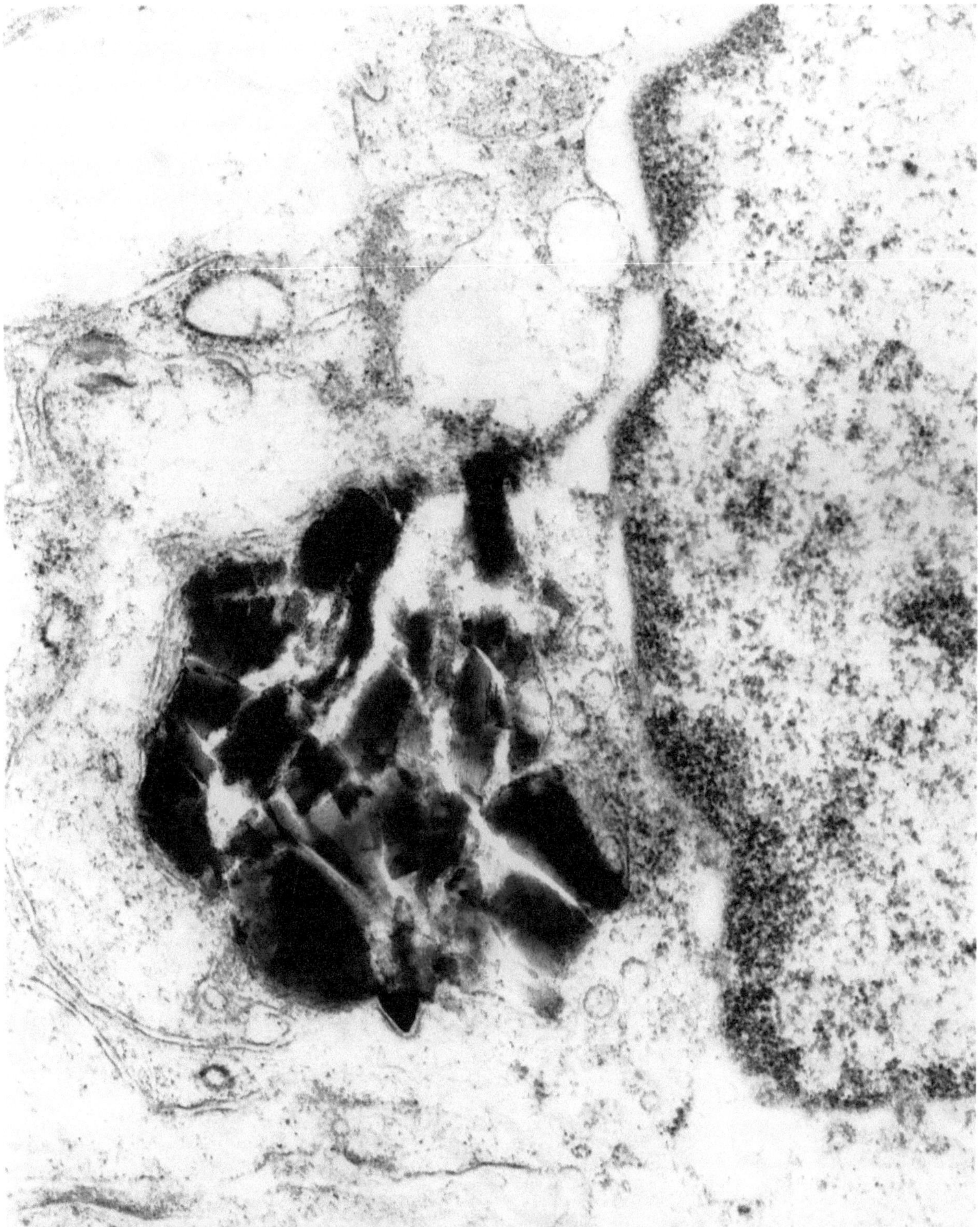

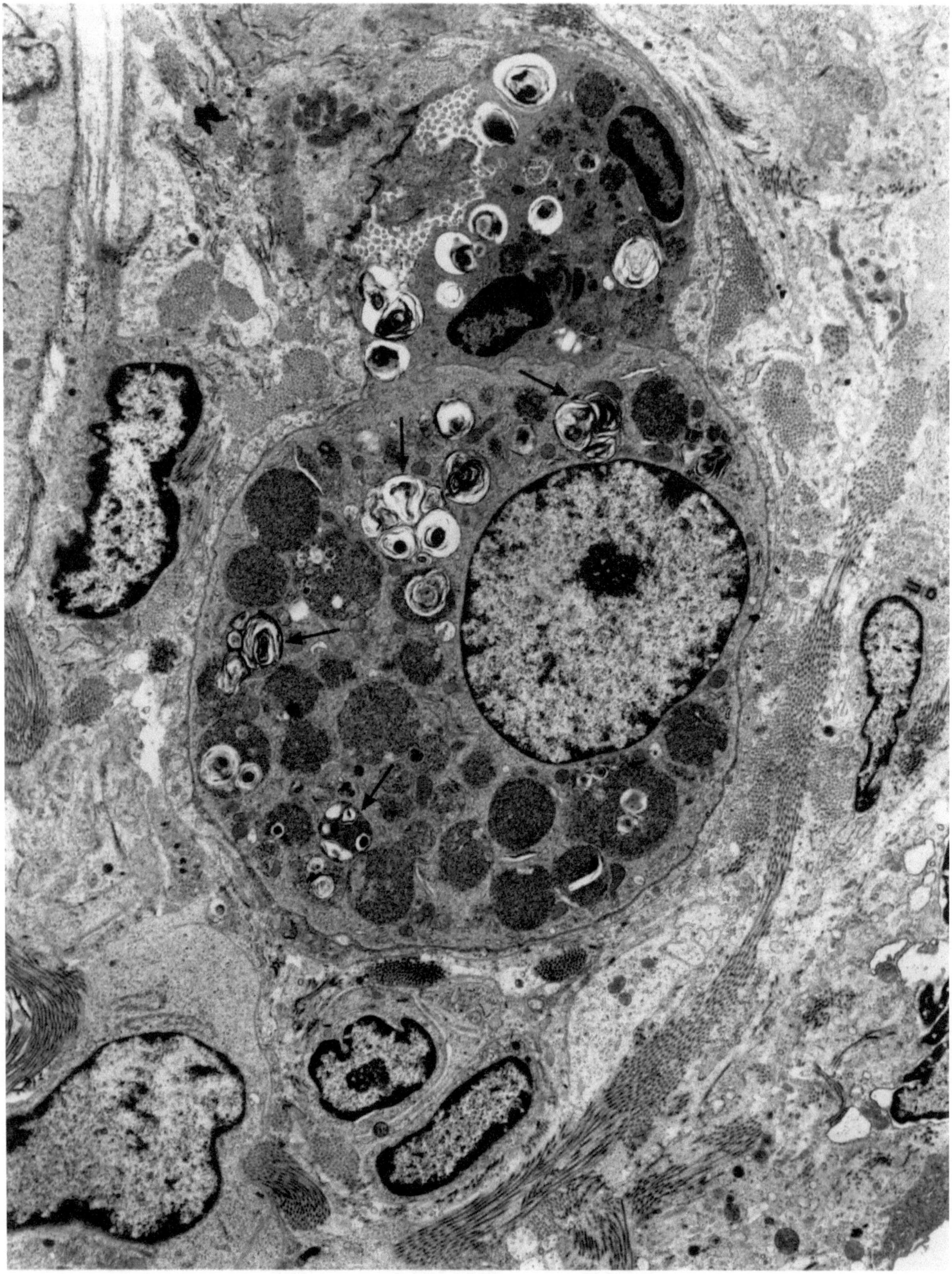

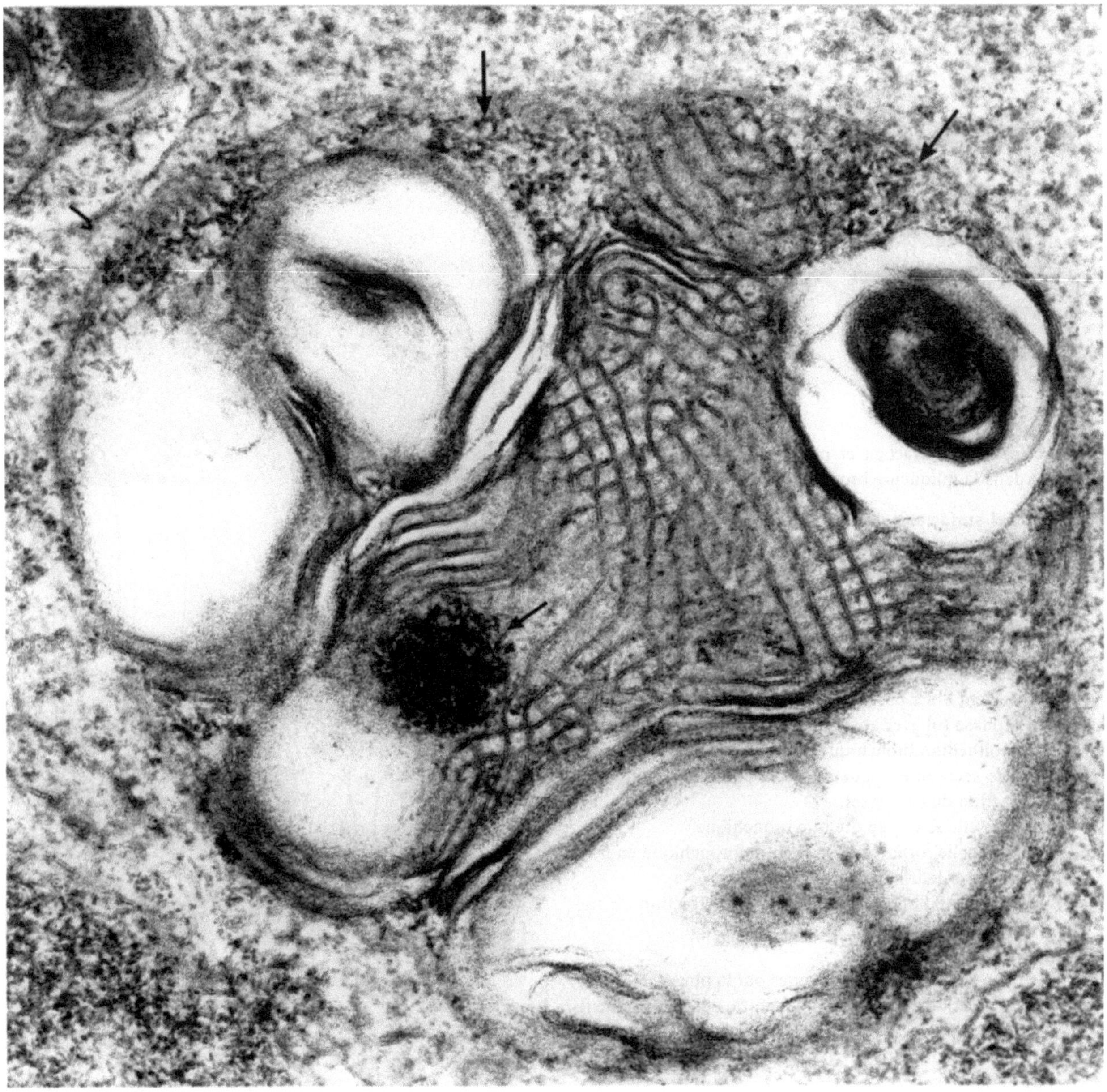

◁ Fig. 68:
Phagocytose de matériel colloïdal au cours d'une étude expérimentale. Macrophage interstitiel après application intrabronchique de fer colloïdal. Dans les phagolysosomes, des fractions de surfactant (flèches).
Microscopie électronique par transmission.
Gr.: × 5600.

Fig. 69:
Phagolysosome d'un macrophage alvéolaire après application transbronchique de fer colloïdal. A côté des macromolécules de substance exogène (flèches), du matériel surfactant disposé tantôt en lamelles stratifiées, tantôt en corps grillagés.
Microscopie électronique par transmission.
Gr.: × 105 000.

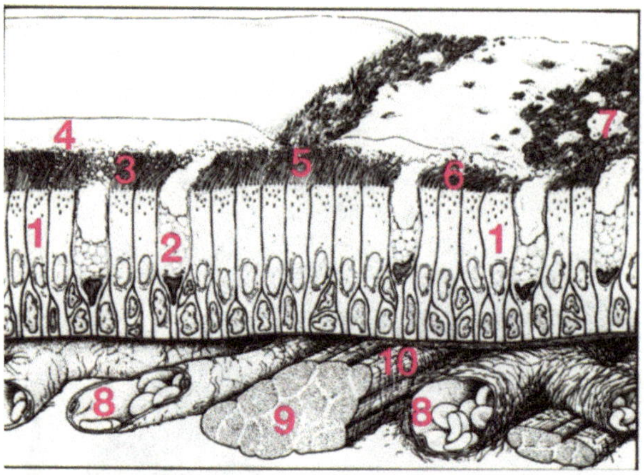

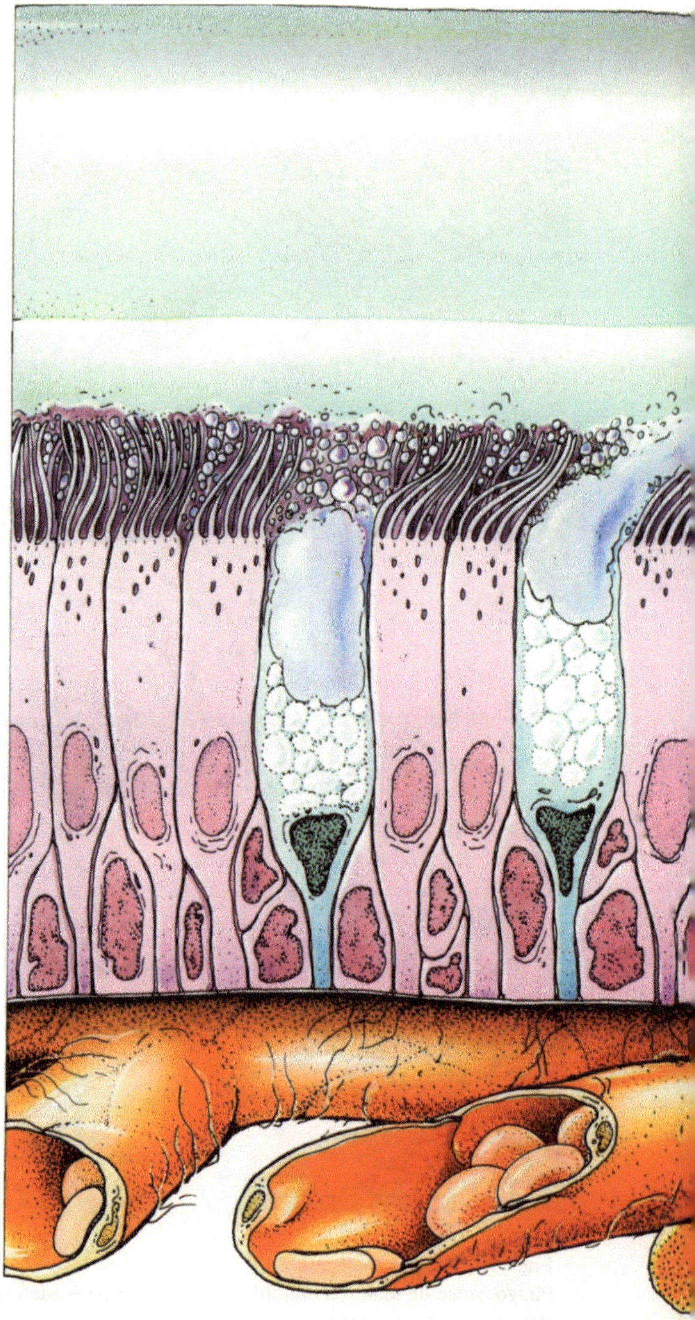

Fig. 70:
Agencement du surfactant et perturbations du systéme surfactant dans la muqueuse bronchique.

Le matériel surfactant, disposé tantôt en lamelles tantôt en structures spumeuses dans la phase sol des couches de mucus, intervient dans la régulation de la hauteur de la phase sol et dans la séparation en phases sol et gel. Le surfactant situé à la zone de contact entre les phases sol et gel y diminue la glutinosité de la fraction sécrétoire visqueuse. Le transport des plaques de sécrétion de la phase gel par les mouvements des cils devient alors possible. A droite, réduction de la hauteur de la phase sol avec abaissement de la phase gel à la surface de l'épithélium bronchique. Disposition en mottes de la composante sécrétoire visqueuse de la phase gel et mélange avec la fraction de surfactant.

1 = cellules ciliées de l'épithélium bronchique
2 = cellules caliciformes de l'épithélium bronchique en train de déverser leur mucus
3 = phase sol de la couche de mucus avec fraction de surfactant disposée autour des cils
4 = plaque de sécrétion
5 = structures ciliées non recouvertes par la phase gel
6 = abaissement de la phase gel qui entrave les mouvements ciliaires
7 = disposition en mottes de la fraction visqueuse sécrétoire de la phase gel
8 = capillaires dans la paroi bronchique
9 = musculature lisse de la paroi bronchique
10 = fibrose sous-épithéliale dans une inflammation chronique

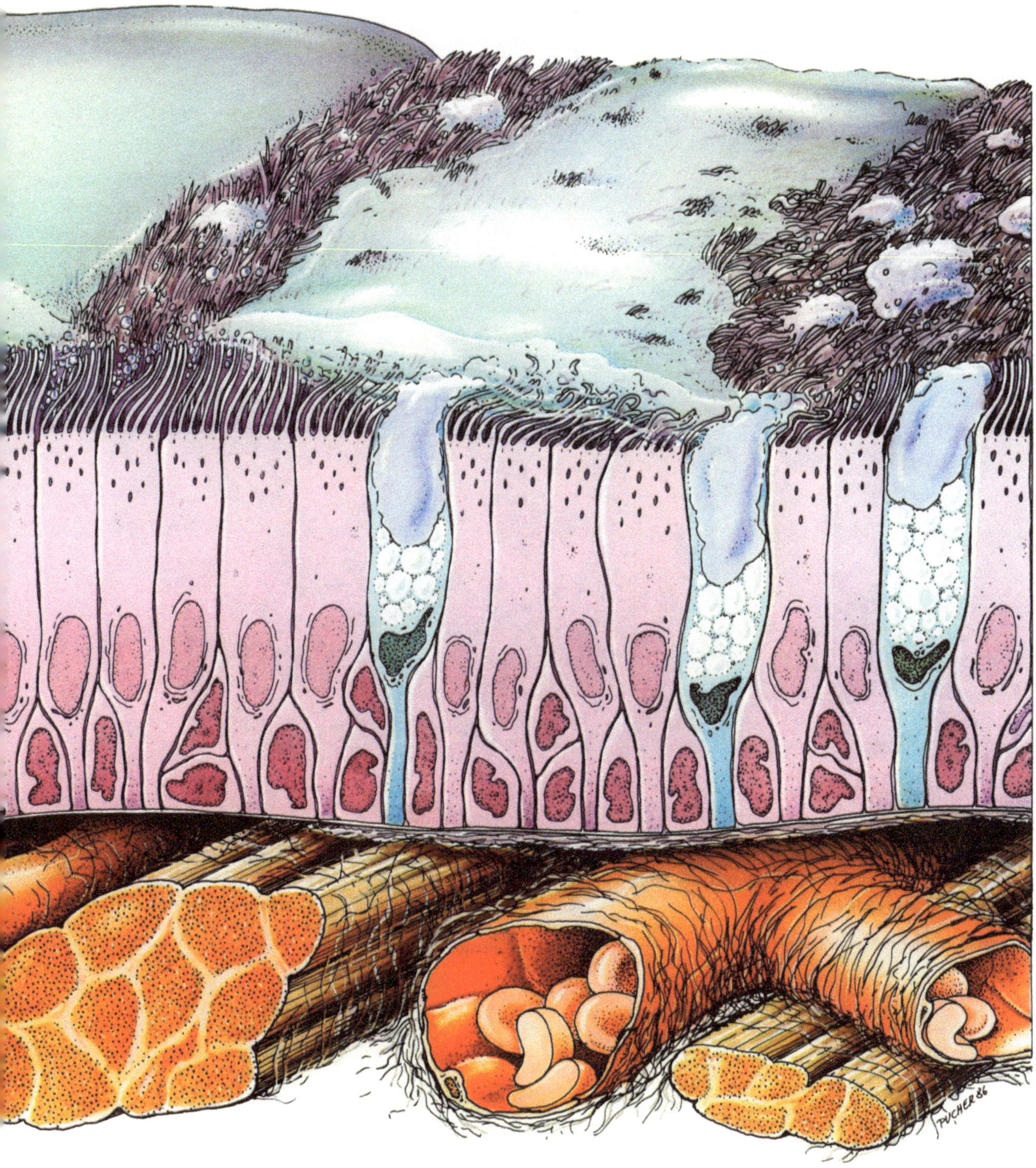

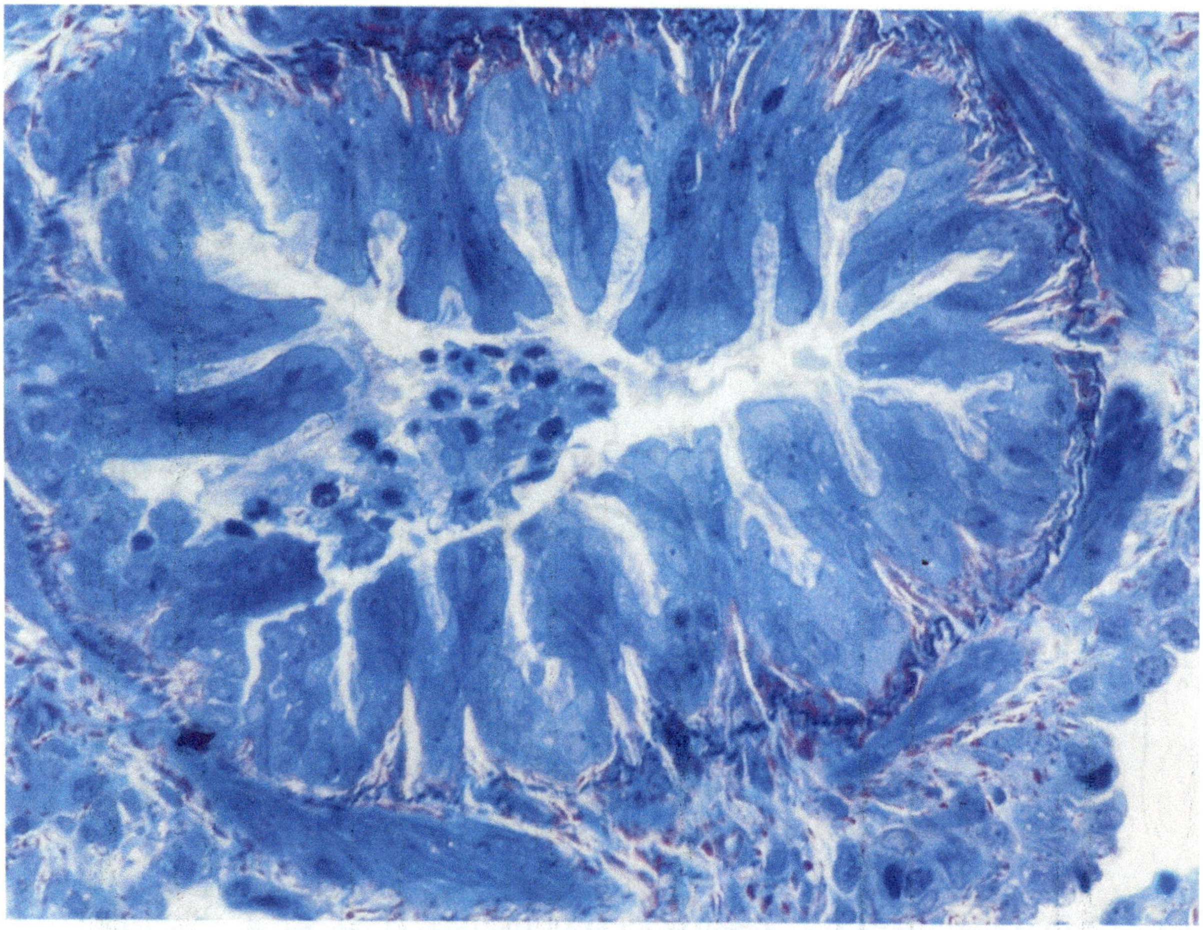

Fig. 71:
Collapsus d'une bronchiole avec exsudat leucocytaire minime. Muqueuse bronchiolaire cylindrique conservée. Tuniques externes de la paroi d'une bronchiole constituées de tissu conjonctif lâche et de muscle lisse.
Coupe semi-fine.
Coloration: fuchsine basique et bleu de méthylène.
Gr.: × 420.

Fig. 72:
Abaissement de la phase gel des couches de mucus contre la ▷ surface de l'épithélium. Les cils, en partie coudés sur les plans de coupe, sont entourés d'une sécrétion visqueuse finement filamenteuse. Par ailleurs, la structure intracytoplasmique des cellules ciliées est conservée.
Microscopie électronique par transmission.
Gr.: × 25000.

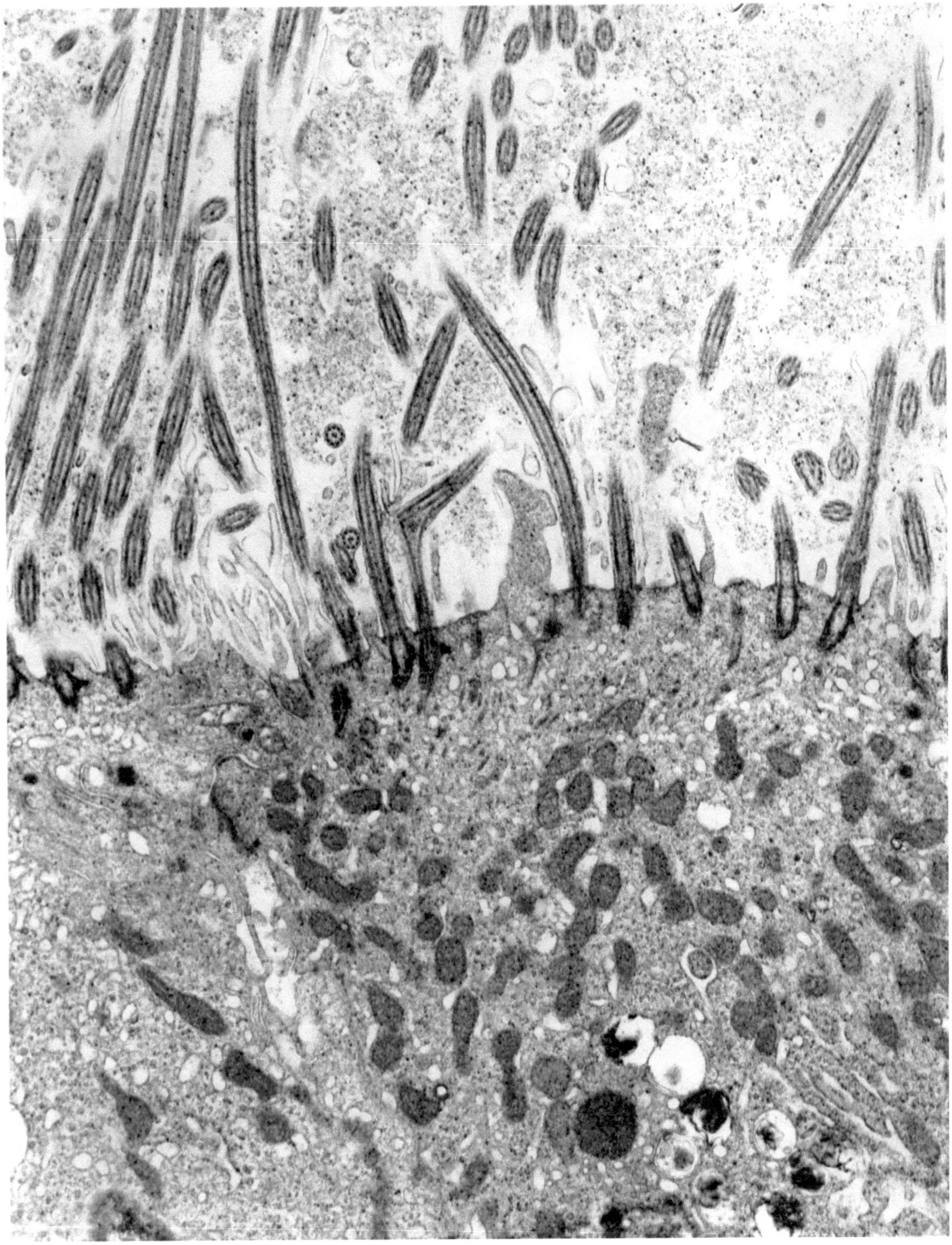

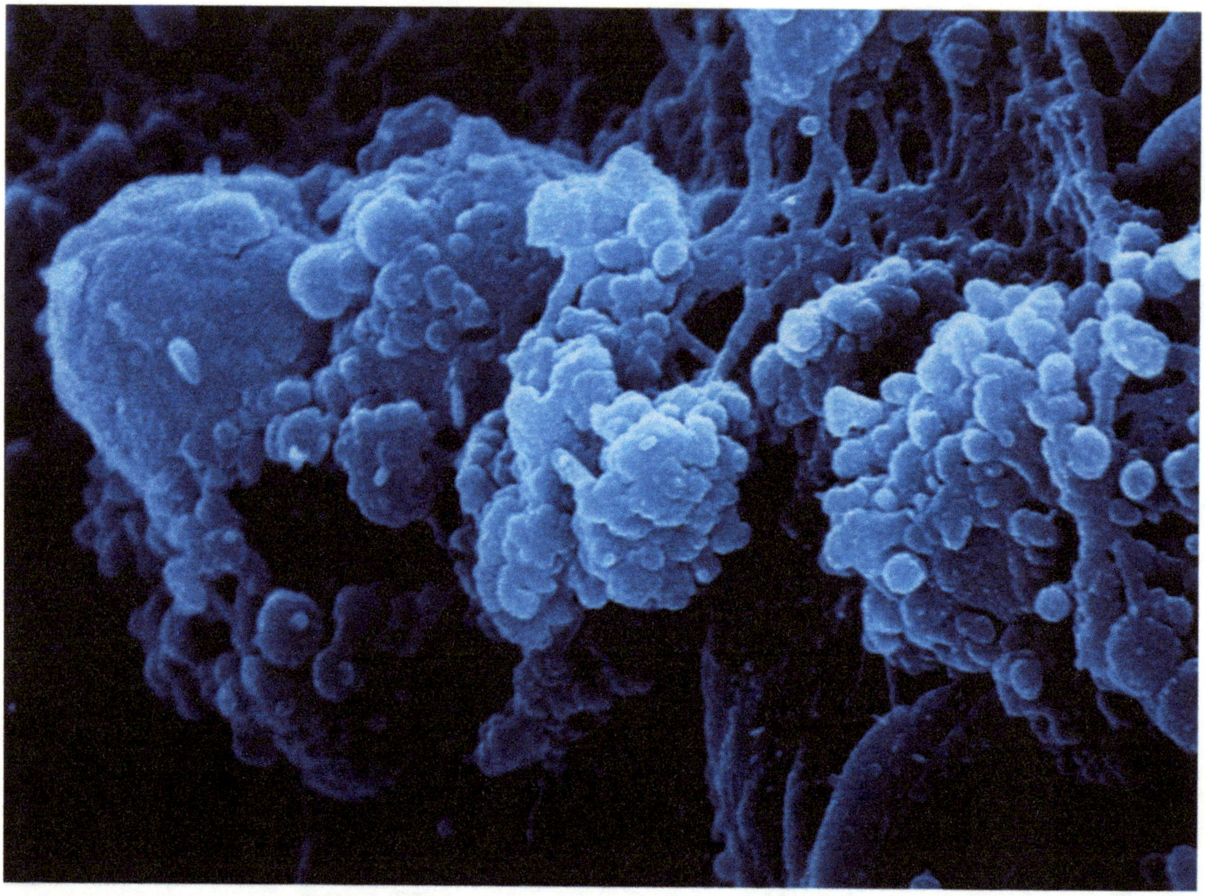

Fig. 73:
Entrave des mouvements ciliaires par abaissement de la phase gel du mucus dans un cas de mucostase. La composante sécrétoire glaireuse entoure et immobilise des paquets de cils. On repère quelques cellules inflammatoires dans la fraction sécrétoire.
Microscopie électronique à balayage.
Gr.: × 3900.

7.6. Rôle des perturbations du système surfactant dans la mucostase (figures 70 à 75)

Des études biochimiques et morphologiques montrent que les perturbations du système surfactant peuvent avoir des répercussions dans les secteurs périphériques et centraux de l'arbre bronchique. Lorsque trop peu de surfactant alvéolaire arrive dans la lumière des bronchioles terminales et respiratoires, la stabilité de ces structures se trouve compromise. Des observations cliniques laissent supposer que les substances actives de surface sont responsables de l'ouverture de la lumière bronchiolaire lors de la phase inspiratoire. Sans l'action du surfactant et notamment de sa fonction antiglue, il se produirait un collapsus des bronchioles.

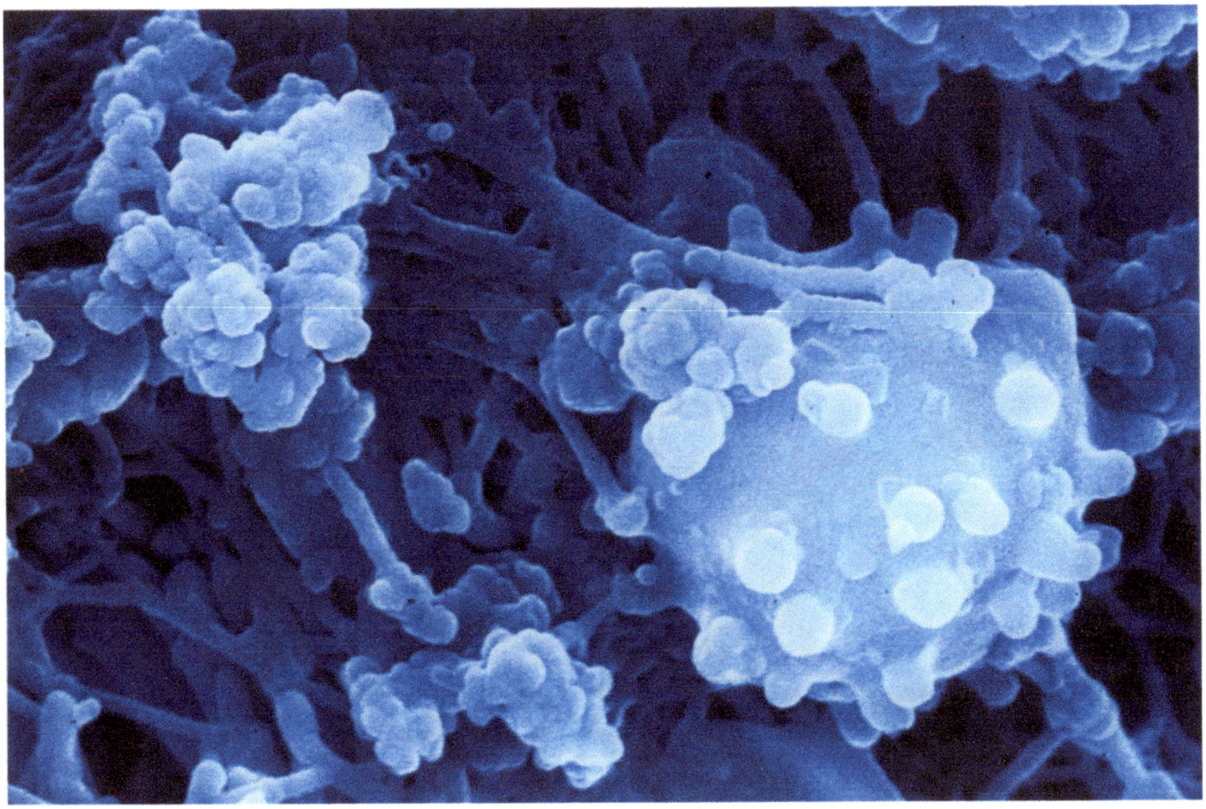

Fig. 74:
Complexes sécrétoires filants mêlés à une fraction de surfactant et englobant un granulocyte dans un cas de mucostase. Entre les sécrétions filamenteuses profondes, des structures vésiculeuses de matériel surfactant.
Microscopie électronique à balayage.
Gr.: × 9100.

Partant des propriétés physico-chimiques des substances actives de surface, on peut déduire qu'en plus de leur effet antiglue, elles jouent un rôle dans la régulation de la teneur en eau de la phase sol du mucus bronchique. L'épaisseur constante de cette phase sol est une condition primordiale à l'efficacité des battements ciliaires. Une trop grande teneur en eau de cette phase conduit à un désamorçage des battements ciliaires à la base de la phase sol. En cas de déficit en eau, la phase gel visqueuse se rapproche de la surface de l'épithélium. Alors les constituants visqueux de la phase gel entourent et

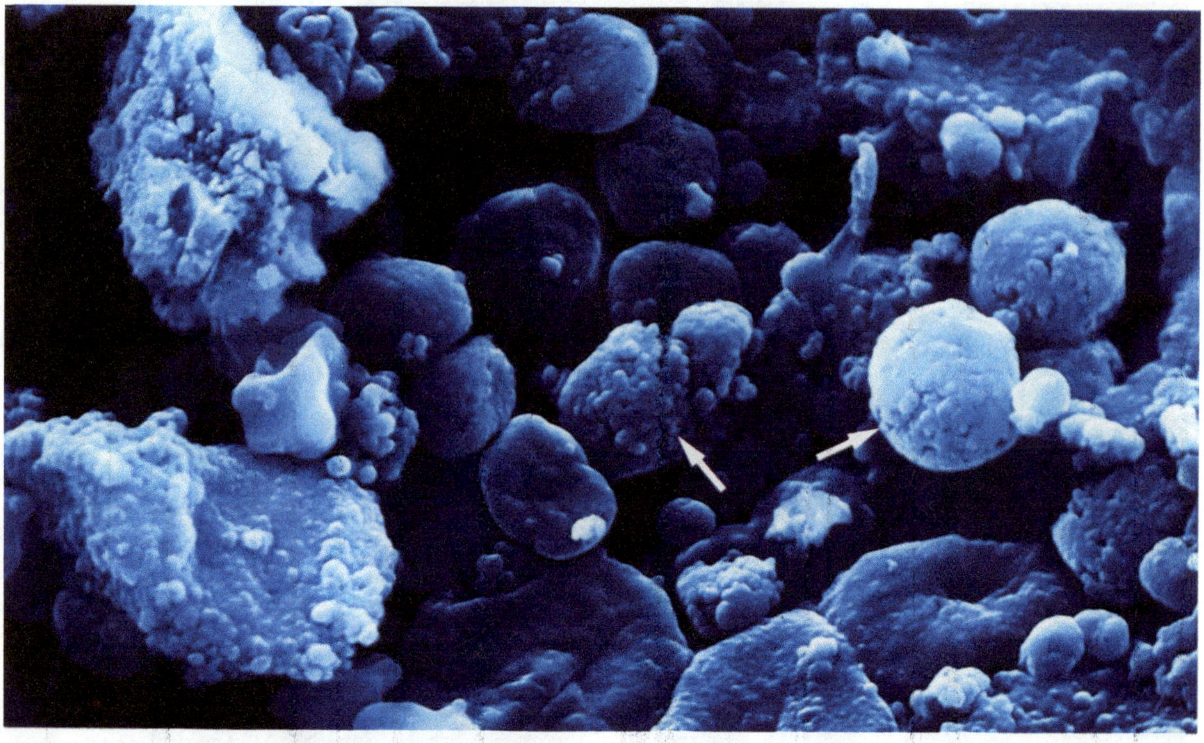

Fig. 75:
Disposition en mottes de la fraction visqueuse du mucus lors de la disparition de l'agencement en couches. Les complexes sécrétoires irréguliers, partiellement sphériques, englobent des fragments vésiculeux de surfactant (flèches). Les billes de sécrétion fusionnent en complexes plus volumineux.
Microscopie électronique à balayage.
Gr.: × 650.

emprisonnent les cils réduisant ainsi dangereusement leur activité.

Ce rôle régulateur du surfactant au niveau des couches de mucus avec son effet antiglue et son action stabilisante de la phase sol a une importance toute particulière au cours des atteintes inflammatoires de la muqueuse bronchique. Les inflammations aiguës s'accompagnent d'un exsudat dans les lumières bronchiques et donc d'une augmentation de la composante aqueuse de la phase sol du mucus. Dans les inflammations chroniques, la cicatrisation sous-épithéliale et la transformation de l'épithélium bronchique créent des troubles de la diffusion qui peuvent être responsables d'une diminution de la teneur en eau de la phase sol du mucus à la surface de l'épithélium bronchique.

Les fractions sécrétoires visqueuses de la phase gel, plus ou moins facilement transportables, s'assemblent en complexes sécrétoires plus volumineux dans lesquels sont incluses des parcelles de surfactant. C'est ainsi que des constituants de surfactant, d'habitude relativement stables dans la lumière bronchique, sont extraits de la phase sol et éliminés vers l'extérieur. La stase sécrétoire qui en résulte, ajoutée à la contraction musculaire dans la paroi bronchique, peut constituer un facteur important dans l'obstruction bronchique.

Bibliographie

Allison, A.C. (1974) Pathogenic effects of inhaled particles and antigens. Ann. N. Y. Acad. Sci. 221, 299-308

Ashbaugh, D.C., Petty, T.L. (1972) Sepsiscomplicating the acute respiratory distress syndrome. Surg. Gegnecol Olestet 185, 865-869

Avery, M.E., Mead, J. (1958) Surface properties in relation to atelectasis and hyaline membrane disease. Amer. J. Child, 97, 517-522

Batenburg, J.J. (1985) Biosynthesis and secretion of pulmonary surfactant. In: Robertson, B., van Golde, L.M.G., Batenburg, J.J. Ed. Pulmonary Surfactant. Elsevier, Amsterdam, New York, Oxford 237-240

Bauer, E. (1980) Zur Biochemie des endobronchialen Fluidsystems. In: Rensch Med. Mukustransport. Dustri Verlag München Deisenhofen

Burkhardt, A., Gebbers, J.O. (1983) Pathogenetische komplexe Lungenerkrankungen. In: Doerr, W., Seifert, G., Uehlinger, E., Ed.: Spezielle pathologische Anatomie. Pathologie der Lunge II. Springer Verlag Heidelberg, New York, Tokyo 809-986

Cosmi, E.V., Di Renzo, G.C. (1983) Diagnosis of fetal lung maturity. In: Cosmi, E.V., Scarpelli, E.M. Ed.: Pulmonary Surfactant system. Elsevier, Amsterdam, New York, Oxford 75-97

Curti, P.C. (1972) Steigerung der Produktion der oberflächenaktiven Substanz der Alveolen durch NA 872. Prax. Klin. Pneumol. 147, 62-74

Curti, P.C., Genghini, M. (1983) Experimental study of the effect of Ambroxol in the prevention of alveolar surfactant alterations produced by silica dust conference on Environment and Lung Disease. Baholini, G., Gibrino, G., Ando, F., Eds.

Ebert, R. (1978) Small airways of the lung. Annals of Internal Med. 88, 1-9

Eckert, M., Lux, M., Lachmann, B. (1983) The role of alveolar macrophages in surfactant turnover. Lung 161, 213-218

Fasske, E., Morgenroth, K. (1985) Functional morphology of phagocytosing alveolar macrophages. Virchows Arch. (Cell Pathol.) 49, 195-208

Fasske, E., Morgenroth, K. (1983) Experimental bleomycin lung in mice. Lung 161, 133-146

Farrell, P.M. (1982) Lung development: Biological and dinical aspects. 1/2 Academic Press.

Finely, T.N. (1983) Smoking and lung surfactant. In: Cosmi, E.V., Scarpelli, E.M. Eds.: Pulmonary surfactant system. Elsevier, Amsterdam, New York, Oxford 297-310

Gil, J., Weibel, E.R. (1969) Improvements in demonstration of lung layer of lung alvoli by electron microscopy. Respir. Physiol. 8, 13-19

van Golde, L.M.G. (1985) Synthesis of surfactant lipids in the adult and fetal lung: Pathways and regulatory aspects. Europ. J. of Resp. Dis. 142, 19-24

Heppleston, A., Flechtbery, K., Witt, J. (1972) Abnormalities of lung lipids following inhalation of quarts. Experienta 28, 938-939

Iravani, J., van Ass, A. (1972) Mucustransport in the tracheobronchial tree of normal and bronchitic rats. J. Path. 106, 81-86

Jarstrand, C. (1985) Role of surfactant in pulmonary defense system. In: Robertson, B., van Golde, L.M.G., Batenburg, J.J. Eds. Pulmonary Surfactant. Elsevier, Amsterdam, New York, Oxford 187-202

Jobe, A.H., Jacobs, H.C. (1985) Cataholism of pulmonary surfactant. In: Robertson, B., van Golde, L.M.G., Batenberg, J.J. Eds.: Pulmonary Surfactant. Elsevier Amsterdam, New York, Oxford 271-293

Kalina, M., Young, S.L. (1980) Multilamellar bodies in alveolar septal cells. Exp. Lung Res. 1, 201-209

Kapanci, Y., Ellemer, C. (1983) Ambroxol and surfactant secretion. In: Cosmi, E.V., Scarpelli, E.M. Eds.: Pulmonary surfactant system. Elsevier Amsterdam, New York, Oxford 263-272

Kluge, A. (1967) Oberflächenspannung in der Lunge. In: Engel, H., Heilmeyer, L., Hein, J., Uehlinger, E., Eds. Ergebnisse der gesamten Lungen- und Tuberkuloseforschung, Bd. XVI. Thieme Verlag, Stuttgart 10-69

Könn, G., Schejbal, V., Oellig, W.B. (1983) Pneumokoniosen. In: Doerr, W., Seifert, G., Uehlinger, E. Eds.: Spezielle pathologische Anatomie. Pathologie der Lunge II. Springer Verlag, Heidelberg, New York, Tokyo 647-808

Lachmann, B. (1983) The effect of ambroxol in newborn and adult animals with surfactant deficiency. In: Cosmi, E.V., Scarpelli, E.M. Eds. Pulmonary Surfactant System. Elsevier Amsterdam, New York, Oxford

Lachmann, B., Danzmann E. (1984) Adult respiratory distress syndrom. In: Robertson, B., van Golde, L.M.G., Batenburg, J.J. Eds. Pulmonary Surfactant. Elsevier Amsterdam, New York, Oxford

Macklem, P.T., Proctor, D.F., Hogg, J.G. (1962) The stability of peripheral airways. Resp. Physiol. 8, 191-198

Morgenroth, K., Bolz, J. (1985) Morphological feature of the interaction between mucus and surfactant on the bronchiol mucosa. Respiration 47, 225-231

Morgenroth, K. (1985) Morphology of the bronchial lining layer and its alteration in IRDS, ARDS and Cold. Europ. J. Resp. Dis. 142, 7-18

Morgenroth, K. (1983) Bronchitis Pharmazeut. Verlagsges. München

Morgenroth, K., Herzog, H., Opferkuch, W. (1983) Pneumonie. Pharmazeut. Verlagsges. München

Morgenroth, K., Kronenberger, H., Michalke, G., Schnabel, R. (1985) Morphology and pathogenesis of pneumoconiosis in dental technicians. Path. Res. Pract. 179, 528-536

Morgenroth, K. (1986) Morphologie des Bronchialsystems. Prax. Klin. Pneumol. 40, 77-85

Morgenroth, K. (1983) Lungenentzündungen. In: Doerr, W., Seifert, G., Uehlinger, E., Eds.: Spezielle pathologische Anatomie. Pathologie der Lunge I. Springer Verlag Heidelberg, New York, Tokyo 395-472

Morgenroth, K., Hoerstebrock, U. (1978) Transmissions- und rasterelektronenmikroskopische Untersuchungen zur Struktur der Clarazellen des Bronchialsystems. Arzneim.-Forsch./ Drug. Res. 28, 911-917

von Neergard, K., Wirz, K. (1929) Neue Auffassungen über einen Begriff der Atemmechanik. Z. Ges. Exp. Med. 66, 373-381

O'Neill, S., Lesperance, E., Klass, D.J. (1984) Rat lung lavage surfactant enhances bacterial phagocytosis and intercellar killing by alveolar macrophages. Am. Ren. Respir. Dis. 130, 225-230

Nguyen, B.Y.T., Peterson, P.K., Verburgh, H.A., Quce, P.G., Hoidal, I.R. (1982) Difference in phagocytosis and killing by alveolar macrophages from humans, rabbits, rats and hamsters. Infect Immun 36, 504-509

Reifenrath, D.R. (1980) Funktionelle Überlegungen zu Sekretionseigenschaften der kleinen Atemwege. In: Rensch, H. Eds. Mukustransport Dustri-Verlag, München Deisenhofen, 41-54

Richards, R., Hunt, J., George, G. (1983) Pulmonary surfactant and mineral-induced diseases. In: Cosmi, E.V., Scarpelli, E.M. Ed.: Pulmonary Infactant System. Elsevier, Amsterdam, New York, Oxford

Robertson, B. (1985) Pathology and physiology of neonatal surfactant deficency (Respiratory Distress Syndrome, „Hyaline membrane disease"). In: Robertson, B., van Golde, L.M.G., Batenburg, J.J. Eds.: Pulmonary surfactant. Elsevier, Amsterdam, New York, Oxford

Sanderson, R.J., Paul, G.W., Vatter, A.E., Filley, G.G. (1976) Morphological and physical basis for lung surfactant action. Resp. Physiol. 27, 379-386

Scarpelli, E.M., Mantone, A.J. (1984) The Surfactant System and pulmonary mechanism. In: Robertson, B., van Golde, L.M.G., Batenburg, J.J. Eds.: Pulmonary surfactant. Elsevier, Amsterdam, New York, Oxford

Schneider, R., Thywissen, C. (1980) Selbstorganisation eine Strategie in Natur und Technik. STZ, 7, 3-14

Serra, C., Zavattini, G. (1981) Mucosolvan (ambroxol) nelle bronchopneumopatie croniche di arigine professionale. In: Curti, C. Ed.: Mucosolvan (ambroxol). Numero speciale Gingno, Annalie Medici di Sandalo 51-64

Stevens, R.M., Teres, D., Skillmann, J.J. (1974) Pneumonia in on intensive care unit. Arch. Intern. Med. 134, 106-111

Warembourg, H.R., Havez, R. (1980) Le lipides de l'expectoration. In: Hypersecretion bronchique colloque International Thoracique. Lille, Poinsot Clichy 181-192

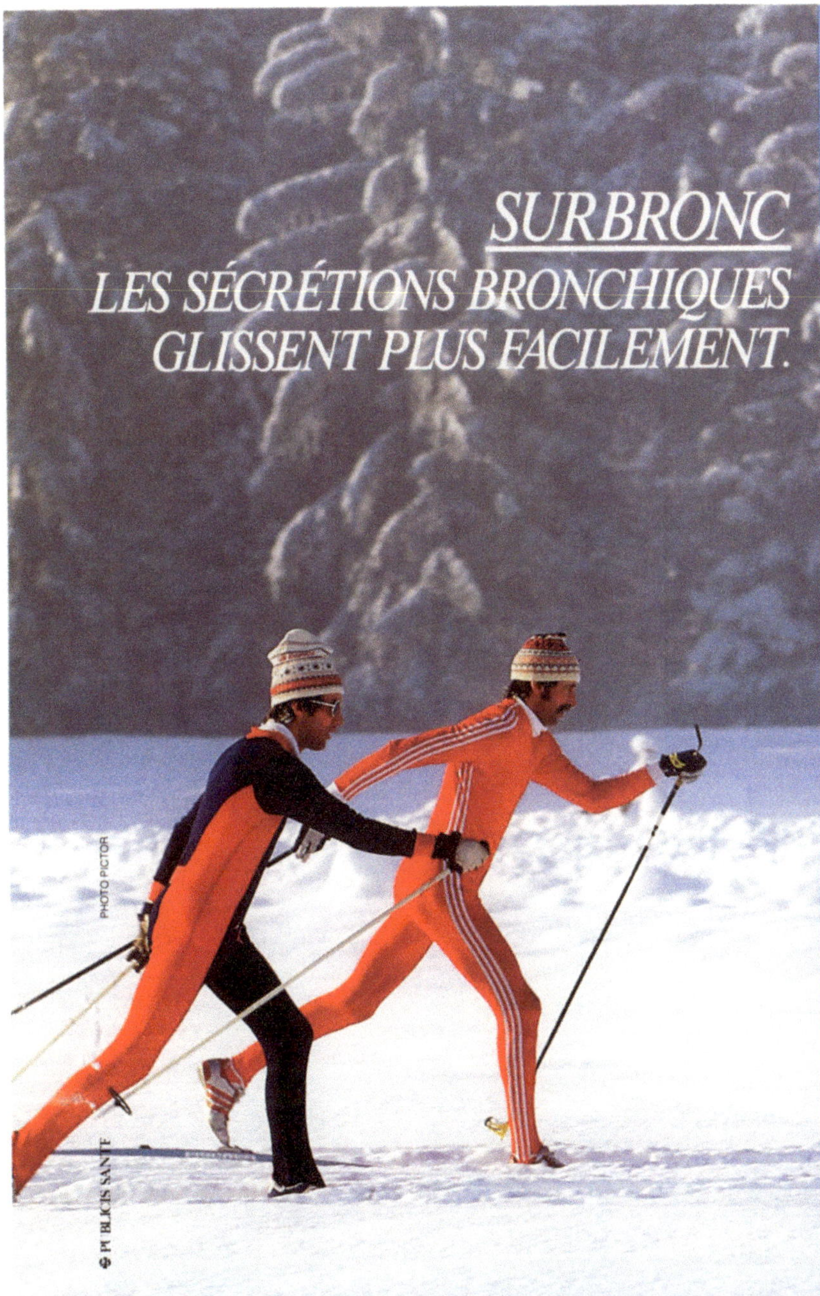

ENCOMBREMENT AIGU: AGIR AUX 3 NIVEAUX.

Surbronc agit d'une façon globale en normalisant les sécrétions, en stimulant les battements ciliaires et en augmentant la synthèse du surfactant, principalement à partir des pneumocytes de type II.

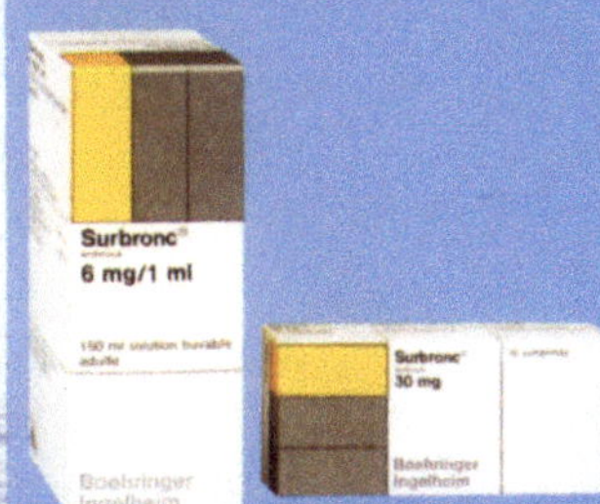

SURBRONC®
AMBROXOL

LIBÈRE LES VOIES AÉRIENNES DES BRONCHIOLES AUX BRONCHES.

INDICATIONS THERAPEUTIQUES: Traitement symptomatique des états d'encombrement des voies respiratoires de l'adulte au cours des bronchites aiguës, bronchopneumopathies aiguës, poussées aiguës de bronchopneumopathies chroniques. **PROPRIETES**: Propriétés mucokinétique et expectorante. Les études pharmacologiques et histologiques chez l'animal ou chez l'homme ont montré: une stimulation des battements ciliaires, une accélération de la clairance des particules marquées avec amélioration des index de pénétration et de distribution pouvant traduire un effet sur l'obstruction des petites voies aériennes, une activité sécrétomotrice sur les cellules glandulaires séreuses et les cellules alvéolaires de type II élaborant le surfactant, une augmentation du taux d'IgA sécrétoire dans le liquide de lavage broncho-alvéolaire. **PRESENTATION**: Comprimés blancs, sécables, boîtes de 30. Solution buvable, flacons de 150 ml. **COMPOSITION**: Comprimés: Ambroxol (DCI) chlorhydrate 30 mg p. cp, 900 mg p. boîte. Excipients: lactose, amidon de maïs, acide silicique colloïdal, stéarate de magnésium. Solution: Ambroxol (DCI) chlorhydrate 600 mg p. 100 ml, 900 mg p. 150 ml. Excipients: hydroxyethylcellulose, solution de sorbitol à 70 %, glycerol, métabisulfite de sodium, xylitol, huiles essentielles d'abricot et d'orange, menthol, acide benzoïque, ethanol, eau purifiée. **PHARMACOCINETIQUE**: Absorption rapide (c. max.: 2 à 3 h) quasi complète 79 %. Demi-vie plasmatique environ 10 heures, élimination rénale 85 %, fécale 15 %, biodisponibilité équivalente des 2 formes. **PRECAUTION**: Malgré l'absence d'effet tératogène chez l'animal, la prescription d'ambroxol n'est pas conseillée durant la grossesse. **MODE D'EMPLOI ET POSOLOGIE**: 60 à 120 mg par jour en 2 prises, soit 1 à 2 comprimés ou cuillères à café deux fois par jour. Coût du traitement journalier: 2,36 F à 4,72 F. TABLEAU C. AMM 3274040, comprimés - 3274092, solution. Mis sur le marché en 1987. PRIX: 35,30 F SHP (30 cp), 35,30 F SHP (150 ml). Remb. Sec. Soc. à 40 % - Collect. **BOEHRINGER INGELHEIM FRANCE** 55-57, avenue Kléber - 75784 Paris cedex 16 - Division Lab. Boehringer Ingelheim - 12, rue André Huet - B.P. 292 - 51060 Reims cedex - Tél.: 26.87.96.87.

BOEHRINGER INGELHEIM

Bei Fragen zur Produktsicherheit wenden Sie sich bitte an:
If you have any questions regarding product safety,
please contact:

Walter de Gruyter GmbH
Genthiner Straße 13
10785 Berlin
productsafety@degruyterbrill.com